帶你看見不一樣的世界

小專科護理師的奇妙旅程

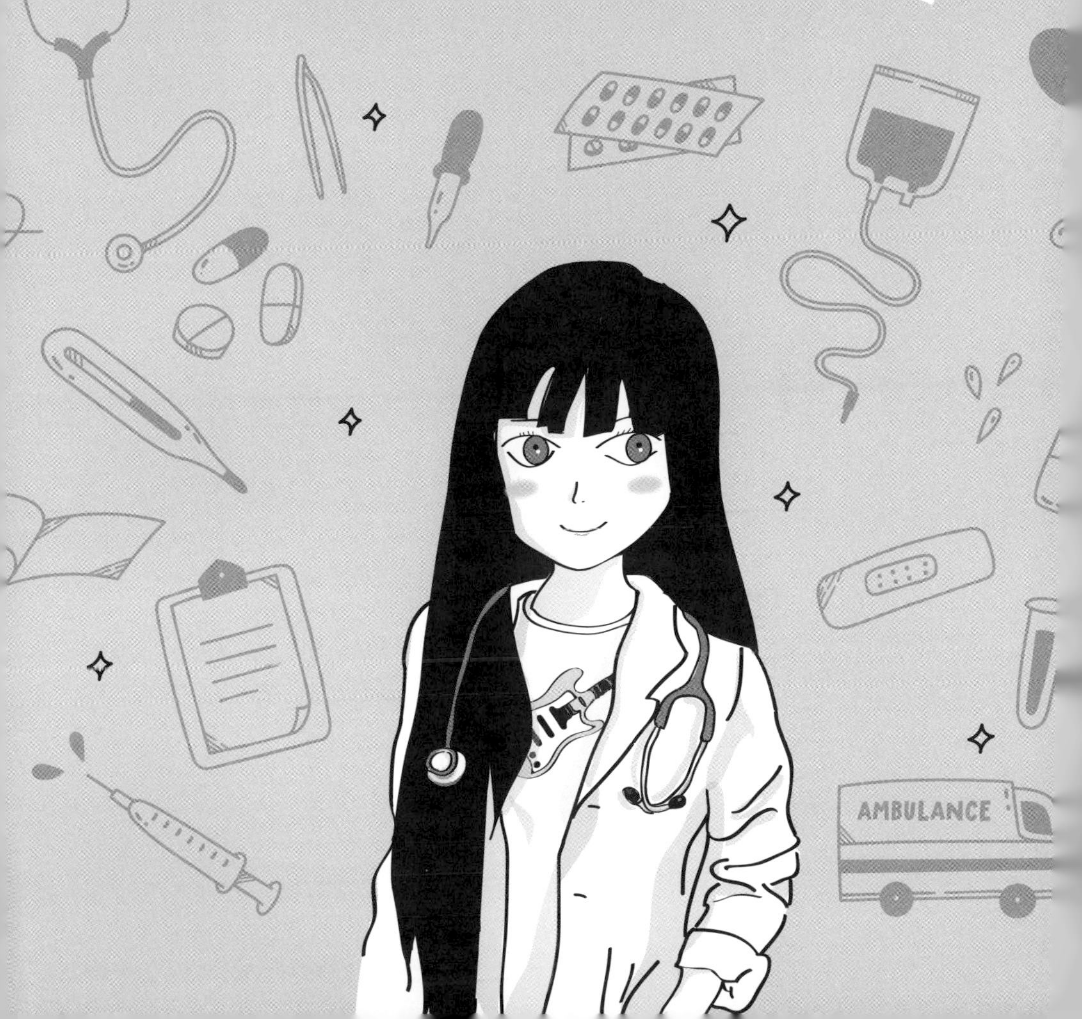

FOREWORD 1

推薦序一

穿梭在不分日夜的生命劇場是醫療人員的常態，需要堅韌勇敢，同時也要柔軟果斷，梅襔，她曾經在充滿血氣的世界裡遊走，卻發現在她認知的世界裡，遺憾不過是觸手可及的發生，當她意識到原來醫學最大的報酬不只是心臟跳動的恢復，而是讓每個生命皆能持續承載無限可能，在看見自己有限的同時也發現了這世界的無限，她一直在尋找，什麼樣的藥物能超越痛苦，卻在拾獲和受傷的過程，失去了生活該有的溫度，從全校最後一名唸到博士班，其實她曾經被世界給放棄，重感情的她，在一次衝擊裡，經歷朋友的急救無效後，立志成為優秀的專科護理師，努力研讀每個醫學書籍，也在證照考試中拿下了高分的成績。

書中描述了外婆的離開對她的衝擊、家人生病對她的打擊、她卻沒有忘記小時候在關乎生死的世界裡，所遇見的命定和回憶，一路走來，始終有一份信仰支持她，書中描述了上帝帶領她走過的每一步，也在歷經考驗後，當上專科護理師，在一個充滿濃厚血氣和故事的白色長廊，她回到了起點，書中引用童話故事比喻結合醫學創意，把醫院生活的故事用細緻的文字描述，賺人熱淚卻不失文字所產生的質感。在討論書名的過程，她告訴我，她期待這本書能為醫學領域注入耶穌的寶血，因為對她來說所有記憶點都不是偶然，有一次偶然看見她在醫院工作，和病人同事交談的過程，認真且有禮貌，我卻又被她急救病人時的快狠準給深深震憾。彷彿看見了在混濁世界裡的一股清流，透過她的文字和故事，才明白原來她的世界有一個很強大的後盾，就是她的上帝。

搖滾女爵黃美珍

FOREWORD II

推薦序二

這本書讓我想起在美國最豐富的那三年，我曾經為了逃離把我逼到極限的醫院工作，用了三年的時間到美國的安德森醫院攻讀博士、雖然每天都很挑戰，但卻開啟了我生命的眼界。記得那時我要和三歲的兒子分隔兩地，十分不捨，連走在美國的街頭，看到別人的孩子時，都會想哭，即便當上知名主治醫生，受邀很多場演講，為求好而衝撞與突破中，難免還是有很多質疑的聲音出現在周圍，當了醫生，其實要會很多東西、從開刀看診、影像判讀、研究教學，數年前我一度好想逃離必須十項全能的世界，現在我從谷底站了起來，但或許我的路，注定不一樣，要十項全能那就來吧！回想起在美國的第二年，我的薪水微薄，有時連飯都沒得吃，但那三年，卻是我人生的轉捩點，記得同事帶我走進安德森的員工健身房，他們正在進行Zumba舞蹈教學，我踏了進去，從跳舞的過程，我再次找回自己踏入這行的初心，回台灣後，我繼續在治療乳癌路上貢獻力量，也成立舞蹈協會，親自教病人跳舞伴她們康復。

認識梅襦是在一個醫療影片的拍攝場合，這個很有才華的女孩後來也被邀請成為我們團隊的一員，梅襦不僅是一位在醫學領域很優秀的專科護理師，她也有很多新的想法和創意，及對於醫學的熱忱，此書的故事，從她對於救治病人的初心和心路歷程，我看到了醫療界不一樣的獨特性，她總是用心且認真的對待每一個疾病，也幫助了許多病人的生命旅程，我很感謝受邀寫了這篇本書的推薦序，期待大家能透過這本書，看見不一樣的醫療世界。

林口長庚紀念醫院乳房外科醫學中心主任郭玟伶

FOREWORD III

推薦序三

醫療照護就像是一輛長程的旅途列車，每個人的人生中必然會在此上下車，列車上的醫護人員就像是乘載著所有故事的列車服務人員，而專科護理師更是醫療主導角色醫師的工作好夥伴。

然而，醫療並不簡單，要做到完美的醫療照顧需要在所有細節中不斷精進，無論是就醫的流程、診治的方法、治療的選擇、醫病溝通、衛生教育的執行、更甚至是與健康保險相關的申請等等，無一不需要醫護同仁仔細執行與密切合作。

上述工作的學習過程，無論是醫師、護理師、或是其他醫療同仁，難免都是跌跌撞撞，從師長甚至病患與家屬身上不斷學習。即便擔任資深主治醫師，我們仍然每天帶領團隊開會、討論、開刀、教學、指導研究生，並且認真對待每一個處置，並從家屬的感謝詞語中找到了這個行業的價值。

梅

梅襦是我的助理，在面試的時候，我從她的身上看到了許多的潛力和可能性。她透過個人豐富的見聞歷程，在這本書寫下的不只是一個醫療人員的故事，也是一個對行業的尊重、態度和初心，也讓我再次回憶了自己從學生時代到當上主治醫師的過程，一路上有太多值得記錄的小日子，期待這本書可以讓更多人看到醫療中最暖心的世界。

國立台灣大學醫學院附設醫院專任主治醫師陳忠信

陳忠信

FOREWORD IV

推薦序四

闔上了閱畢的書籍，彷彿一場醫護的時空旅行，在這個知識爆炸的年代，科技成了我們的輔助工具，然而這本書，卻將醫護的故事發揮的淋漓盡致，專科護理師的角色在醫療領域裡，是護理的進階與能力的提升，亦象徵著橫跨醫師與護理的橋樑，又像是從遵循醫囑到獨立診斷的過程，兩種身分的融合。在二十多年的護理臨床與教學生涯裡，我也不斷地細細品嚐、體會著教學相長的深刻意涵，隨著時代的變遷，臨床與教學都需要與時俱進。梅㜷是我的博士班學生，在這本書裡記載了她一路走來的心路歷程，充滿溫暖和挑戰，即使如此，她仍然不曾遺忘那最初踏入這行的初心，在我的腦海裡，她總是認真上進、態度積極、充滿活力，在溫柔的外表下隱藏著一種堅定的氣息，對於夢想的執著和描繪，更讓我看見了與眾不同的世界。

從我過去的人生歷練中，曾經歷加護病房、癌症病房與安寧病房的淬鍊洗禮，深刻參與許多生死交關的醫療決策、閱覽了無數的生命故事，多年前塵封的記憶，因為這本書又激起心中無限的漣漪，如同梅㜷在書中提到「人生就像一輛列車，有人上車、有人下車……每個遇見都是一場獨特的創作，手中鼓棒打出的節奏，亦如同生命的樂章，如此美好，從拾獲的記憶裡，找到屬於自己的命定」。獻給每一個讀者、朋友，期待看過這本書的您，能深深被這股醫療界的清流給洗滌，盡情譜出自己生命的樂章，莫忘初衷、返回初心。

國防醫學院護理學系教授暨系主任潘雪幸

潘雪幸

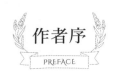

作者序

PREFACE

感謝上帝充滿智慧的話語，帶領我寫下這本書。

這本書，送給我最愛的父母，謝謝你們給我滿滿的愛。

那一年我在澀谷的一間咖啡廳裡開啟了這顆時空膠囊，濃烈的咖啡香氣裡夾雜著記憶猶新，時代感的搖滾樂迷失在過去失衡的絢爛，從那些美好的歲月裡，將我帶回了白色長廊裡的工作記憶，深刻卻精采的那些年，擁有每一個無法回頭的勇敢和軟弱、懊悔和執著，而我卻期待著這些冰冷的文字，能融化成最有力量的溫度，電影終究會走入散場，而生命的故事卻是一趟邁入永恆和命定的旅程。

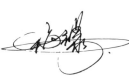

在這個不容易真情流露的年代，醫學的旅程，是我們用無數個日夜和孤獨、一步一腳印所走過的路途，每個用眼淚付出的深夜，都提醒著我每一個生命的價值和深度，然而我最大的夢，卻是想自由的踏遍世界裡所有上帝創造的感動，經歷需要用生活去經營，最美的生命卻要用淬鍊去拾獲，然而，家人和朋友對我極大的支持、替我的基因注入了勇氣的結構，因為被愛的烈火燃燒後的靈魂，最乾淨也最純粹，希望這份不間斷的感動，能持續深層的澆灌在所有讀者的內心深處。

愛裡沒有懼怕，愛既完全，就把懼怕除去——約翰一書第四章第十八節

目錄 CONTENTS

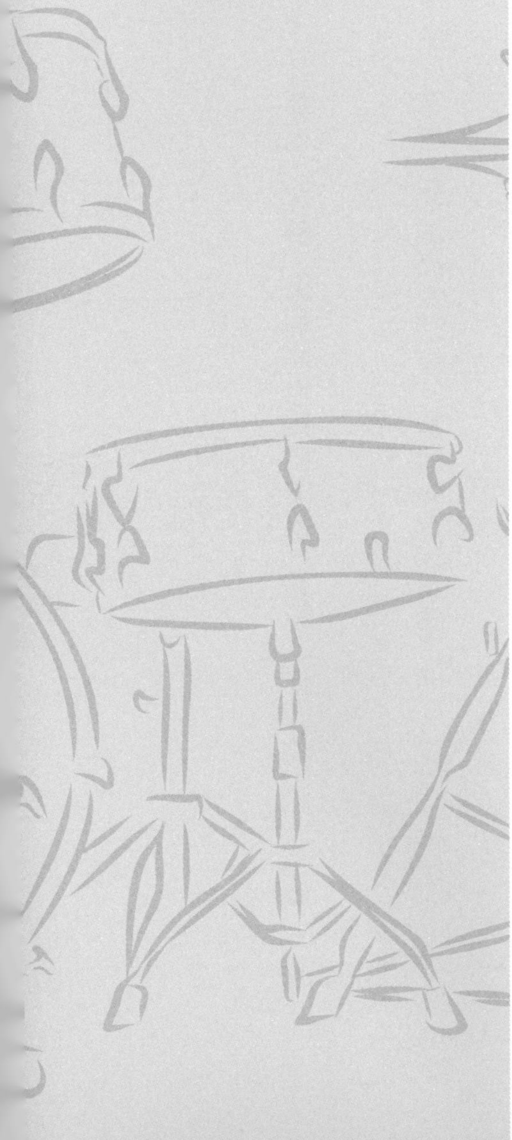

CHAPTER

01

那天，在關乎生死的世界中，我，遇見了你

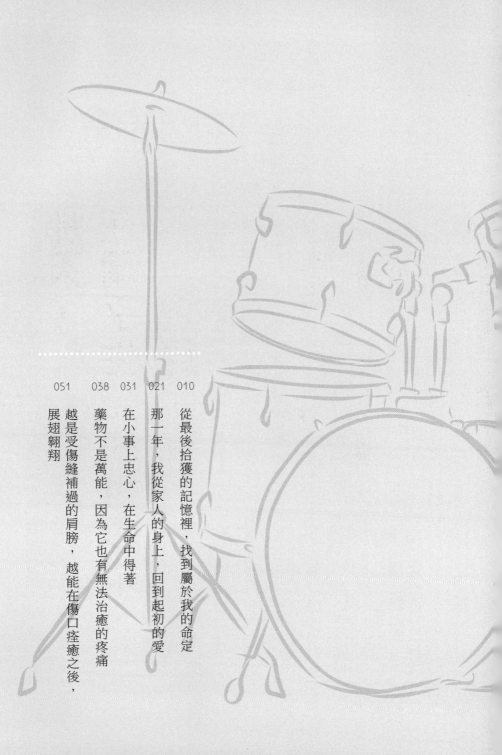

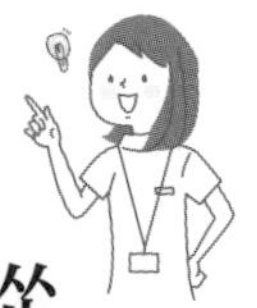

從最後拾獲的記憶裡，找到屬於我的命定

夢想就像是一場寂寞且瘋狂的旅程，每個人抵達的月台都不一樣，我們不顧一切地搭上那些職業旅途的列車，可能曾經因為奔跑得太快而遺失了重要的行囊，也可能會因為太渴望快速抵達終點而錯過了美好的風景，但我一直深深相信，每一個過程都不是偶然，每一個選擇都不會是遺憾，而治療生命的優碘，曾經透過不同的故事，沖洗著我內心的傷口，在尚未一觸即發的感染中結痂、癒合。

專科護理師的角色在醫院很特別，在擔任了三年以上的護理師後，必須經歷醫學領域的專業培訓及實習的里程，歷經艱難的筆試和OSCE考試，然而，專業證照像是一張得來不易的入場券，即便步行了一萬公里的高山和低谷，也未必能過關斬將，我們可以在醫師的指示下執行醫師的部分工作，也可以協助醫師開立藥物和處置，寫醫療病歷紀錄，透過病人的主訴找出鑑別診斷，安排檢查，評估病人，也可以協助放置部分管路，執行侵入性治療，在這場幾乎融合了護理師和醫師的華麗特調中，期待能透過這本書，帶大家一起進入一段奇妙的旅程故事。

在童年歷歷在目的記憶裡，我常常做著不同的夢，夢中有著遊樂園裡販賣爆米花和冰淇淋的漂亮餐車，以及充滿枷鎖和圍牆的粉紅色城堡，然而，每一天晚上睡覺前，我總是有一個習慣，要抱著外婆送我的小熊維尼娃娃才能入睡。而那天，我第一次在夢裡遇見了外婆，在那空無一人的風景中，她面容清晰且深刻地走進了我的故事裡，她的笑容像是冬日裡的暖陽，她看我的眼神像是璀璨的星光，而那一刻我牽著她充滿歲月痕跡的雙手，走進了典雅的城堡，我卻沒意識到她顫抖的內心，有多渴望停留在城堡的外面，就像停留在她生命中的錦瑟華年，然而，在她的生命走入終點前的那幾年，我仍然感受的到她的年華垂暮卻童心未泯，好像那些歲月的流逝雖然帶走了她的容顏，卻沒有帶走她隨著歲月積累的智慧和良善，即便被病痛折磨到痛不欲生，她仍然將全部的愛給了我。

進入城堡後我才發現，裡面沒有漂亮華麗的裝飾，只有伸手不見五指的黑暗，在夢中，我好害怕，然後外婆的身影漸漸地消失在我的夢裡，我依稀記得那個恐懼的感覺，不論我怎麼逃就是逃不出去那樣的黑暗，瞬間從夢中醒來後，我一直哭泣，所以一直到現在，我都還是很怕黑，因為那個夢對我來說，很真實，那天早上媽媽到房間看我時，我一直喊著：「我要找外婆。」

我片段地記得那天早晨，我衝到外婆的房間時，她一直在睡覺，不論我怎麼叫她，她就是不回應我，當我和媽媽說我叫不醒外婆時，媽媽好害怕，她顫抖著想撥電話，電話卻掉落到地板上，那一刻，我看到媽媽哭得好傷心，然後她又再次拿起電話撥出去，後來我才知道，即便這份親情只能剩下記憶，它仍然足以在未來的每一天，在我黯然神傷的每個時刻，替我遮風擋雨，就像上帝永遠會在我敵人面前替我擺設宴席般，即便它像一輛磁浮列車，在經過月台後不留痕跡地杳然遠逝，我仍然會記得它曾經在我生活中出現過的每一分每一秒。

外婆給了我一個很美的童話故事，然而，當悲傷像忽遠忽近的熱氣球般遺失了眼淚，我有多希望她的離開，彷佛只是一場夢境，有一段時間我真的好想再做一次關於遊樂園的夢，因為我以為能在夢裡，再次和外婆相遇。隱約記得從那一天開始，那些不想積累卻被迫引發的內傷，讓我的生命漸漸地勇敢，而我也漸漸地從童話故事中走了出來，但從那天起，我就再也沒有做過關於遊樂園的夢了，長大後我才明白，原來外婆用我最喜歡的方式，在我最喜歡的地方，和我說了再見，那些在深層的夢境裡的每一句話，清晰地刻印在我的心底深處，每一個和外婆相處的片段，好像昨夜清晨突如其來的地震般，劇烈搖晃了我的心，而在我童年的記憶裡，全都是和她相處的時光。

我依稀片段地記得，當外婆在病房內，心跳停止的那一刻，媽媽在病房外，哭得好傷心，我的大姨媽在外婆的病床旁邊和她說了好多的話，而當時，穿著白袍的醫師們突然從病房裡面走了出來，他們面色凝重地對話著，我的耳朵一夕之間充滿了濃烈的悲傷，絕望中，出現了哭到泣不成聲的光景，像是莫札特的最後一首作品D小調安魂曲，然而，那一瞬間，我好害怕長大。

我那時候可能還不懂死亡的意義，對我來說，一切的發生就像是走入水晶迷宮般的夢境，或許這樣的解脫，對外婆來說是另一個重生的起點，當纏擾多年的病痛在一夕之間化成泡影，解脫，就顯得不再如此沉重，如果把世界比喻成愛麗絲夢遊仙境，遊戲中的我們，活在上帝創造的宇宙萬物裡，在地球這個大型的遊樂園，經歷的那些夢幻奇遇，當生命走過了一輩子的繽紛燦爛、漸漸邁向色彩淡去的年老，她內心的孤獨卻無法適度且從容地揮霍，眼淚便顯得更加淡然，當我們為了親人的離席而悲痛，傷口的裂痕所帶下的張力卻是如此的震撼，或許我們曾經一起看過世界最美的風景、一起聽過德布西彈琴說愛，但我們終將要面對沒有止痛藥能治癒的別離，因為那是生命中最痛的擦身而過，且永遠不再相遇。

那一天，外婆從世界離開時，我在病房外面遇到一位穿著白袍的大姐姐，模糊的記憶中，我忘記了她的容顏，卻記得她的脖子上掛著一個藍色的聽診器，因為年幼的無知放大了我的感官，因為單純的內心承載了深刻的對話，刻印在我海馬迴的記憶裡，那一段對話剪去了我被悲傷編織的黑暗世界，而在病房外面，她蹲在我的面前，拿了一個燈給我當玩具，後來我才知道，那個是現在用來評估病人瞳孔大小的筆燈，她當時告訴我：「因為妳年紀太小，沒辦法進去裡面看外婆，但是外婆會到一個很漂亮的地方去旅行。」

然後我接著問她：「我可以和外婆一起去嗎？」她微笑著看地我，繼續和我對話。

大姐姐問我：「小妹妹，妳想不想要跟我一起幫助很多很多的人呢？」

我告訴她：「那我幫助別人可以有糖果吃嗎？」

於是她送了我一張很可愛的米妮貼紙，然後她繼續説著：「妳想不想要跟著我一起穿上這件白色的衣服，就像小天使一樣，然後他們會拿著那個燈，到處去照亮有需要的人，所以，以後妳也可以變成小天使，每當妳拿這個燈照亮一個人的時候，就可以幫助外婆在另一個旅行的世界中，得到更多的糖果。」

從那天開始，白色，就是我最喜歡的顏色。當夢想的溶液像點滴一樣注射到血液裡的那一刻，一切的發生變得如此純粹，將我缺氧的黑色血液，像是進行了一場血液透析，透過人工心臟，過濾了那些最悲傷的時刻，我的心像是飛機穿過厚重的雲層一樣，在黑與白的琴鍵中彈奏出一首德布西的黑娃娃步態舞，又像是在黑森林上點綴了鮮奶油般，令人心動，自由的空氣在冰冷的病房內噴灑下清淡的香水味，窗外的雷雨擊中了我此刻的孤獨，大雨滂沱的早晨，這份溫暖的故事像是熱可可一樣填補了我內心深處的冰冷。

我總是想起那一年，在病房的外面，一位穿著白袍的大姐姐，像煙火般的短暫且美好，令人記憶深刻，那是我走上醫療這條道路的起點，多年後，這一份安慰卻在我內心深處留下了抹不去的溫度，也許，那一天上帝其實看到了我內心深處的恐懼和害怕。

我就站在那個病房的門口，看著來往的人潮、移動的床、哭泣吶喊的聲音掩蓋了消毒水的刺鼻，但那一刻，我似乎沒有意識到，外婆就這樣離開我了，記得外婆離開後的好幾天，我還是一直問媽媽，外婆去哪裡了呢？但是我永遠記得白袍姐姐的那些話，或許當時，她並不知道，因為她的一句話，影響了我的一生，因為從那一刻起，或許就注定了我會走上醫療的這條道路。直到進入職場後，我都會在工作時放一個筆燈在口袋裡，當我遭遇挫折和恐懼、失去勇氣和信心的時候，我總是會回到那一刻的記憶點，然後看著我的筆燈、想起那一則故事，或許那一天，我再次遇見了我腳前的燈、路上的光，因為我知道那一天，我在關乎生死的世界裡遇見了上帝，因為祂，把我的悲傷挪去，治癒了那份可能會讓我遍體鱗傷的眼淚。

多年後的某一天，進入職場工作時，下班走出加護病房，在門口看見了一個很小的小女孩，她有雙漂亮的大眼睛，我走過去問了她怎麼會一個人在這裡呢？小女孩說：「我在等我的爸爸媽媽出來」。

那天剛好有一對夫妻是我們的新病人，我回想了一下當天病人的病況，她的父母其實因為車禍的關係，當天就一起被送進加護病房，但狀況非常不樂觀，她的爸爸昏迷指數3分、傷到了腦幹，那是一個會影響呼吸中樞的器官，而小女孩的媽媽在到院前已經經歷了三次的急救，才勉強恢復心跳，當時她的媽媽上了三個種類的升壓劑（升血壓的藥物），但血壓值卻還是一直偏低，雖然當時，這對夫妻並不是我的病人，但我還是忍不住查閱了這個女孩父媽媽的病歷，而我，又再一次走出門口，去找這個小女孩，那時我套上了專科護理師的白袍。

在那一天，我傳承了小天使的故事給她，然後同樣的，我也拿了一顆糖果給她，只是這一次，她瞬間哭了出來，她問我：「我能不能不要小天使？我……我要我的媽媽，我要我的媽媽……。」（那位小女孩的哭聲在我海馬迴停留了好久。）

當時，我總覺得我好像把事情搞砸了，因為這個小女孩，不像我當年一樣，相信了小天使的故事，也許，我當時在講故事給她聽的時候，詞不達意，甚至毫無溝通技巧，以至於傷害了一個其實什麼都知道的小女孩。我想，她應該知道，或許她比當年的我再成熟一些些，也或許只有我會相信這個幫助別人，就可以幫忙自己去旅行的家人在天上賺取糖果的童話故事，其實不瞞大家說，我一直到現在都還是相信這個傳說，就像上帝說：「你們要積累財寶在天上」，所以我也一直深深相信，我每幫助或救治一個病人時，外婆就可以在天上，吃到很多好吃的東西，有好多漂亮的房子住。

因為媽媽曾經說過，她有次夢到外婆在一輛要去旅行的火車上，當媽媽叫她時，她回過頭和媽媽說：「她要去旅行了」，然後非常開心地搭上了旅途的列車，其實我一直沒有勇氣問媽媽，這是她安慰我的故事，還是這是她做的一個很真實的夢，而外婆其實真的在天堂開心地旅行，直到現在，我還是依然相信著這個故事。

原來那一天，在關乎生死的世界中，我遇見了上帝，我相信祂透過了許多種不同的方式，讓我不斷地經歷，經歷著那些祂放在我生命中的命定和計畫，其實早在那一刻起，上帝就已經把命定放在我的生命當中，因為那一刻，我彷彿注定要穿上這一身的制服。

入行時，我沒有刻意選單位，卻被安排進了神經外科加護病房，而在那裡工作，最重要的就是筆燈，因為我們要測量瞳孔的大小、來判斷病人的腦是否有損傷，如果有損傷或出血時，瞳孔會對光沒有反應，或是兩邊瞳孔大小不一致，也可以用來判斷腦中被傷害的程度。然後突然有一天，我從小天使的故事中醒了過來，因為我發現，我終於接受了外婆離開我的事實，但我還是想持續傳承小天使的故事，我仍然深深的相信著，每當我在臨床上救治一個病人，就可以讓我身邊的人更加幸福。但後來我才明白，真正的小天使，就是這些在戰場上奮鬥的醫護人員，謝謝我生命中的小天使，以及在當年病房的門口外面，那位拿筆燈給我的白袍大姐姐，我猜，她或許是一名住院醫師，因為她穿著白袍，跟在一個白袍叔叔旁邊，所以你問我，為什麼想當專科護理師，或許，對我來說……那是一個離上帝和記憶最近的地方，因為在那一個地方，我曾經遇見了祂，我相信那是外婆送給我最後的禮物，因為在那一剎那間，好像不只點燃了我內心深處的感動，那一刻的軟弱彷彿也得到了安慰，好像有個聲音在對我說：「孩子，妳不孤單，因為我懂妳，因為妳做得到，因為我在妳生命中有美好的計畫，就是妳要透過生命去幫助妳生命中遇見的每個人」。但當時我其實不懂那句話的意義，直到多年後，我再次遇到了那一個小女孩，我好像在她的身上看到了當年自己的害怕和恐懼。而回過頭看，總覺得當年的那個小天使的故事，其實很帥氣、卻也深刻，或許上帝早就有所預備，在這條道路的過程中，給我一個很美好的夢想，但在這樣的計畫和過程中，卻不是如此一帆風順，可能會經歷無數個曠野，可能會有無數個聲音，讓我對這個複雜的世界充滿疑惑，可能所有突然發生的事，都不是我們所能控制。

但每當我遇到工作中極大的挑戰時，總是會想起當年那一個大姐姐，以及筆燈的故事，而當時，我還是鼓起勇氣，寫了一張卡片送給那個在加護病房外面的小女孩，我告訴她，當妳未來遇到難過的事，或是面對生命中的挑戰時，可以和上帝禱告，因為祂是妳腳前的燈、路上的光，相信妳的生命中也有美好的計畫在等著妳，記得最後她的父母雙亡，然後轉介給醫院的社工。

而後續，我沒有再追蹤她去了哪裡，所以如果妳看到這本書，我想對妳說，妳有很棒也很特別的生命，因為妳擁有全世界最堅強的心，相信妳能夠祝福更多人，也相信妳會承受很棒的產業，因為在離光最近的地方，永遠沒有灰色地帶。

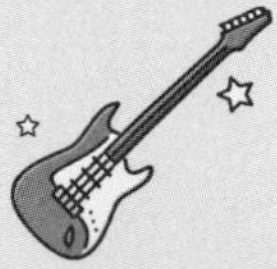

我今日呼天喚地向你作見證；我將生死禍福陳明在你面前，所以你要揀選生命，使你和你的後裔都得存活。——申命記第三十章第十九節

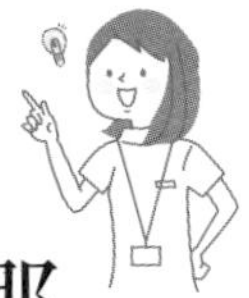

那一年，我從家人的身上，回到起初的愛

謝謝你們讓我明白，所有的挫折都只是路過。

那一年，我內心深處的黑夜就像服用了一劑苦澀的藥帖，記憶很深刻，回想起來卻很苦澀，在分道揚鑣的時空裡，連喝下巧克力牛奶的獨立味蕾都失去了知覺，記得外婆在生命旅程接近尾聲的那幾年，不停地進出醫院，後來我才知道外婆是因為糖尿病、腎臟衰竭、感染、敗血症而引發的一連串疾病。有一天外婆突然發病了，在外婆要被送去醫院前，媽媽緊張地打電話叫了救護車，但是因為我們住在大樓的七樓，在那棟古老的建築物裡，電梯沒有空間可以讓救護車內的擔架上來，那一刻我看到爸爸直接用厚實的肩膀背起外婆，一步一步地背著全身水腫的她往前走，媽媽也抱著我走進了電梯，我們到樓下時，爸爸又背著外婆走了一段路到救護車上，到了醫院後，再把外婆背進醫院。

後來那一次住院，外婆醒了過來，她說她好想喝魚湯，爸爸幫外婆把所有魚刺一根一根挑了出來，一口一口地餵給外婆喝，我就這樣在旁邊用小腦袋記錄著這一切的發生，但直到現在我都記得那些畫面，雖然當時我還年幼，但我真的記得那些爸爸和媽媽辛苦照顧外婆的每一刻，記得爸爸常常隔不久時間就幫外婆翻一次身、會在外婆的背部墊上很多的枕頭和被子；媽媽也學習幫她打胰島素、換尿布，有一次外婆不小心解了大便到她手上，她就默默地洗完手，繼續幫外婆換著尿布；他們也會幫外婆按摩，陪她聊天說話，推著輪椅帶她出去曬太陽，就這樣，我每天在旁邊吃著不同的零食，看著這一切的發生，但直到現在，那些畫面仍在我的記憶中深深地留存著。

後來外婆回家後，開始變了一個人，我的外婆是一位老師，非常有教養且溫和，記憶中的她美麗大方、溫文儒雅、也非常有才華。對我來說，我的爸爸是超人、媽媽是漂亮且充滿智慧的皇后，外婆就像是有魔法的仙女一樣，在童話故事裡，她會用魔法變出各種我想要的玩具，但是從那天之後，她就不再陪我玩了，她總是把自己關在房間裡，然後開始偶爾對媽媽發脾氣，漸漸地她好像沒有辦法真實說出她心中的不舒服，會透過各種方式傷害自己最親近的人，也會傷害她自己。

因為在那個年代，看病這件事，對普通家庭來說，是一筆很大的開銷，當時我的外婆需要洗腎，所以她的醫藥費用其實很龐大。後來有一次她和爸爸媽媽說，她再也不想看病了，然後堅持不去醫院。我回到家時，她就自己一個人躺在地上，不論大家怎麼勸，她就是不想爬起來。

記得還有一次，外婆拿著一個裝著蘇打餅乾的鐵罐子，並一直把鐵罐子往櫥櫃裡摔，反覆這個動作好幾次。那時只有我一個人在家，我不知道該怎麼辦，那時的外婆真的好陌生，記得以前外婆都會陪我玩餵食娃娃的遊戲，就是把一堆娃娃放在一起，然後我是餐廳的大廚，拿各種食物給那些娃娃；再來就是幫那些娃娃化妝、看病，各種遊戲外婆都會陪我玩。但那天我拿了好多好多娃娃到外婆身邊放著，她好生氣地把我的娃娃都往床鋪下丟。

那天我看著這樣的外婆，我心裡好難過，我難過的不是娃娃被丟棄，而是外婆變得和以前不一樣了，後來那天我哭得好傷心，我突然大哭了出來，但就在我的哭泣聲中，外婆像是突然醒過來一樣，並像以前一樣問我：「怎麼了？」

我和外婆說：「小熊不吃飯，我好難過。」

外婆轉過去罵了小熊：「為什麼不吃飯呢？」那天因為我的哭泣聲，外婆像是回到了我的世界一樣，她陪我玩了一整個下午的遊戲。

那天爸爸媽媽下班回來後，我並沒有告訴她們這件事情，其實我總覺得我小時候有點小聰明，我好像知道外婆的憂傷和難過、我好像看到了外婆改變的原因，我記得聖經中有一句話：「讓小孩子到我這裡來，不要阻止他們，因為神的國正屬於這樣的人」。

而那天，上帝就好像把我的心打開了一樣，我長大後回過頭才明白，外婆的改變，或許是因為孤單、害怕，因為她不知道怎麼面對自己無法控制身體的絕望，當被病痛折磨、被藥物控制。甚至，外婆以前是一個在餐桌上控制食物大局的主廚，呼風喚雨的料理著每一道佳餚，但因為得到糖尿病後，她成了一個需要被食物控制的人，這樣的無望感，或許讓她漸漸陷入了病痛和憂鬱。

而當時醫療並沒有那麼發達，我當時也不是小專科護理師，但從我的父母用心照顧外婆的過程中，我看到了一種由內而外散發的力量，我才知道原來這是所謂不離且不棄的親情，這樣深刻的愛，讓幼小的我內心深處蒙上了一股很強大的力量。當時外婆因為疾病和憂鬱症的緣故，時常對媽媽發脾氣，有一次還把媽媽趕出去，然後爸爸帶著我們去住了一個晚上的飯店後，他們還是回到家繼續照顧外婆。即便外婆因為病情使然的因素，變得和從前完全不一樣，或許她偶爾會表現出不耐煩的情緒，她會像小孩子一樣任性、發脾氣、會用一些話來傷害親近的人，會在絕望中自我放棄、說出自暴自棄的話。而當時，他們白天辛苦地工作，同時還要照顧兩個任性的孩子，一個是我、一個是外婆，回過頭，我從他們的身上看見了親情最美麗的溫度。

多年後，我才知道，媽媽當時的心會有多痛，有時外婆會突然間忘記了她、有時候會說很多不是出於內心的話重傷她，但我想，她的內心深處其實比誰都堅強，而她和爸爸也總是互相扶持和陪伴，而我也相信上帝會安慰和醫治她的所有悲傷。那一年，雖然我還沒長大，但這一切的過程其實已經在我內心深處扎下了愛的根基，回過頭，我所看到的一切全都是愛。從他們的身上，我看到了世界上最美的親情。

後來當上小專科護理師後，我好希望這世界上真的有任意門和時光機，如果可以回到過去，我最想回到外婆生病的那個時候，因為我開始回想外婆的病症後發現，她或許……是因為沒有在那個時候控制好血糖，因為血糖偏高會引發很多疾病，隱約中記得那時外婆的腿已經神經病變且發黑，但她堅持不想截肢，洗腎是因為蛋白尿。而我認識一個很厲害的腎臟科醫師，他會用 ACEI 和 ARB 類型的降血壓藥物來降低尿蛋白，血糖的控制在那個年代或許沒有很好的藥物，所以就會一直打單方的胰島素，但每當病人或家屬不知道如何控制飲食時，就會一直把胰島素加上劑量，加到最後不僅會變胖、也有可能會讓腎臟衰竭，而高血糖也會引起急性腎盂腎炎、很容易泌尿道感染。

我突然間好心疼、好心疼外婆，因為她那個時候，一定比誰都不舒服，就像是一場看不到盡頭和希望的人間煉獄一樣，在這個過程中，我能想像，那是多麼孤獨且無助的一個世界，當時所有的悲傷、恐懼、害怕，全部在她的身上，她被迫在邁向年老的世界中獨自承受著這一切的發生。

所以後來到臨床上，我有待過一陣子的新陳代謝科，每一次在和醫師一起幫病人調整血糖藥物的過程中，總是能遇到很厲害的醫師指導我，尤其是一位非常厲害的腎臟科醫師，他也算是指導我的一位很厲害的老師，他是當年醫科執照考試的榜首，也將《麻州總醫院內科手冊》中的內容及頁數都背在腦袋裡，如果有時光機，我一定會把他帶回去救外婆一命，肯定可以救起來，我時常這麼想著。

腎臟這個器官是一個很大且有趣的世界，從病史到理學檢查、尿液評估到鈉排出分率，以及腎前性、腎後性的不同處置。記得有一次我的家人，出現突發的夜間全身顫抖、發燒，我以為是普通的泌尿道感染，結果我在家幫做她身體評估後發現，有很明顯的 Costovertebral angle tenderness，那天我真的好害怕，因為在她顫抖時，我幾乎是測量不到她的血壓，而這個疾病如果處理不好，真的很可能會引發敗血症或全身器官衰竭，很多案例都是因為處理不當住進加護病房，而我的外婆也是因為腎臟疾病而離開世界，所以我對這個器官小心翼翼。

當我把家人送到急診時，我就好像預先知道她會發燒到昏迷一樣，就在我逼她坐到輪椅上的那一刻，她立刻就短暫昏迷了幾分鐘。事後她告訴我，她真的完全零記憶，然後當時我立刻衝去拿血氧機，幫她測量全套生命徵象後，才發現原來是發燒引起，坦白說雖然我當護理師很多年，但我永遠還是會在家人出事的那一刻，擁有超乎常人的害怕，我無法用言語形容那種恐懼，我只知道我連拿血壓計測量的手都在顫抖。

但我真的很感謝上帝讓我進入這個行業，因為那天，雖然我很害怕，但是我仍然非常冷靜地把所有事情處理完，當我坐在電腦前面開家人的醫囑時，那個感覺，真的很特別，到急診後醫師馬上開立腎臟超音波檢查，發現她確實是急性腎盂腎炎，結果事後發現，我們上的抗生素對於細菌的培養是有效的，入院時檢驗出來是腎前性，有趣的是，腎臟科的病人幾乎都要限水，但那天我和醫師卻開了四瓶點滴補水。後來學妹問我時，我還特別告訴她，因為腎前性最主要的病因是身體內有效的體液容積下降，所以通常只要計算出來是 pre-renal 的急性腎損傷，通常都會先給點滴，但要排除心臟疾病，配合其他症狀和評估。

記得那天入院後，醫師和我說：「妳想開什麼醫囑都可以，開完和我討論一下就好。」所以我家人的入院病歷、所有醫囑、藥物、檢查、出院病歷，全都是我自己在醫師指示下處理，是很特別的經驗。那時很感謝學妹和醫師，任何狀況都會打電話到我的公務手機。

好玩的是，有一次學妹打電話給我，說：「學姐，妳家人現在在追劇中，沒有任何異常狀態，我要下班了，和妳報告一下，上班加油，辛苦了。」

我發現，那是我那天接到最可愛的電話，其實我很感謝她們，因為她們知道，當我正在照顧幾百床病人的當下，如果我自己的家人正在生病中，那是一種非常複雜的情緒。所以有趣的是，她們真的三班都打電話跟我回報，記得七天後家人非常健康的出院了，最重要的是，我的主治醫師真的非常厲害，他也是我很信任的老師，就是我說的那位非常厲害的腎臟科醫師，那天，他選擇的抗生素雖然不是這個疾病常規會使用的一線藥物，但那個抗生素，真的剛好完全命中那隻細菌，所以我說，醫學的世界真的很奇妙。

「護理就是讓我們，在不知不覺中，走入別人的生命世界。」當年老師在上課時最常講的就是這句話。

我覺得這句話很有力量，後來雖然這句話深深烙印在我心底，也伴隨著我許多年。但其實我從來沒有，真正明白這句話的意思，直到在臨床上，照顧了許多為疾病受折磨和痛苦的人、家庭，我才漸漸明白，護理這個行業，讓我在不知不覺中，不只走入別人的生命和家庭，也回過頭走入了自己的生命和命定。從這些故事中，我回過頭從家人的身上找回了起初的愛，因為我終於明白，在這條旅程的時區中，每一步都是上帝的安排，這條路上，我們用了多年的時間，不停地在醫學的旅途中拾獲，拾獲生命、拾獲感觸、拾獲那些我們不敢觸碰的愛、拾獲每一刻的感動，然後再次將每一次的感動、掙扎、無助、經驗，幻化成自己的力量，等有一天，我們遇到相同或不同的故事時，繼續陪伴另一個家庭，走入下一段旅程。

謝謝上帝當年陪伴我們走過的每一步，也在多年後用這些故事救活了我的心，因為我們最需要去勇敢面對的，就是關於生命氣息的那些事情，畢竟每個人都會從青春中漸漸老去，然而在邁向老年的過程中，或許他們所需要的，是比別人更多的愛和尊重、包容和接納、理解和陪伴。

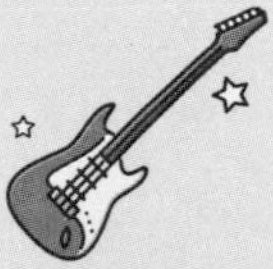

在我哭泣的那一天，你回答了我，並用我內心的力量使我堅強。——詩篇 第一百三十八章第三節

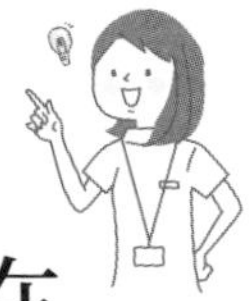

在小事上忠心，在生命中得著

我們全家都是基督徒，但小時候我總是不愛去主日學，直到媽媽跟我說，如果妳願意去裡面坐一個小時，我就買可樂給妳。

其實，一直到現在我都還是很愛喝可樂，所以那一天我為了一瓶可樂，走進了主日學的教室，就這樣，我走上了這條信仰的道路。

有一次我去國外旅遊時，去了一間教會拍照，剛好那天有一個老師在講故事，然後我就在那一天，聽了以下這段故事。

從前有一個小女孩，她在一個主日學中聽到了小撒母耳在教會裡建造殿堂的故事，於是她就向她的牧師說：「我也想要和小撒母耳一樣厲害，我也想要幫忙。」

牧師就跟小女孩說：「妳每一個禮拜來教會時，都放一朵花在這個花瓶中，就是最大的幫忙了！」

而那個小女孩，每一週主日學時，都會放一朵花在花瓶裡，然後有一天，她突然被告知，自己得了白血病，那是一種血液的癌症疾病，發現的時候需要打化療，而在治療的過程，她四肢漸漸地水腫、身體漸漸地虛弱無力、掉光了一頭長髮，漸漸地，她連行走都有困難，當她的人生也漸漸地不再一樣時，她仍然堅持著放一朵花的這件事。

她拜託家人，在每個禮拜天主日學時，放一朵花在花瓶裡，然後就在她的生命漸漸走向終點的前一個禮拜天，剛好是復活節，她的家人將她抱到教會的花瓶面前，她親自把這一朵花放進了花瓶中，然後她告訴牧師：「對不起，我幫不上什麼忙，因為我只能做到這件很小的事情。」

這讓現場所有人眼眶泛紅，牧師告訴那個小女孩說：「妳知道嗎？妳所做的這件事情，比所有事情都還要來得大。」幾天後，她還是被接回到了上帝的家中。

這個故事讓我的心深受感動，但我當時聽完一週後，就漸漸地將這個故事淡忘。直到有一天我在加護病房中，遇見了一個十三歲的小男孩，他患了癌症，但發現時已經晚期，腫瘤擴散到全身，當腫瘤長到他的骨頭時，他每一天，都必須承受隨時可能會骨折的風險，當保骨針、止痛藥、止痛貼片、類固醇、強效止吐藥，對他來說都沒有效果時，他躺在床上也無法躺平，因為腫瘤已經大到他的背部肌肉和骨頭會突起來，他每天睡覺都必須坐著睡，當時他血液裡面的氧氣濃度很低，需要使用到最高流量的氧氣，而他當時也已經用到很強效的止痛貼片，但他的意識仍然很清醒。

有一次我去病房看他時，我問他：「你會痛嗎？」

他透過氧氣罩發出微弱的聲音告訴我：「我不痛，我不要打針。」

我原本以為他是害怕打針，但是當他的腫瘤鑽入骨頭、需要經歷多次骨折和手術時，我又遲疑了一下我所聽到的回答，我再次問他說：「你一點疼痛的感覺都沒有嗎？可以告訴我如果0分到10分，你的疼痛大概是幾分嗎？」

我拿了一張臉譜的微笑表情疼痛評估表給他，讓他比給我看，他的手放在10分的位置，然後我又繼續問他：「如果很痛，姐姐幫你跟醫師說，然後我們討論一下止痛針的劑量，讓你舒服點好嗎？」

但他卻說：「我不能打針。」

我好奇地繼續問他：「你為什麼不能打針呢？」

他回我：「因為我上輩子可能做錯了什麼事情，所以這輩子要來忍受這些痛苦，如果我不忍受這些痛，或許我死掉後會重新出生，就又要再痛一次，所以這些是我必須還的債，所以……我害怕，如果我現在不忍住，那我再重新出生後，我就又要再痛一次，所以姐姐，可不可以……可不可以……不要給我打針呀？因為……我一定是做錯事情了，所以要被處罰，等我被處罰完了，我以後就可以和超人一樣拯救世界，還可以飛在天上，姐姐妳說，我會不會跟超人一樣，可以飛呢？」

這時他突然吐了出來，嘔吐物濺滿了他的全身，而他吐出來的那些心裡話，卻濺滿了我全身的細胞和血液，當我在幫他擦身體時，他和我說：「姐姐，對不起。」

我不斷地幫他擦拭身體上殘留的嘔吐物，而他不斷地和我道歉，然後我忍著自己的眼淚問了他最後一個問題，我問他：「你可以告訴姐姐，為什麼你想當超人嗎？」

他用虛弱的聲音和氣息告訴我說：「我想幫助媽媽，因為爸爸在我很小的時候就離開我們了，所以，每天……媽媽工作都好辛……苦。」說完他就慢慢睡著了，那一天我沒有幫他加止痛藥，但我唱了一首歌給他聽。

那一天我在心裡偷偷地為他禱告，然後他漸漸睡去。幾天後，他的腫瘤還是轉移到了腦部。

那天，從一個十三歲小男孩的口中聽到這句話時，我當時想，他已經住加護病房一陣子了，用了大量的止痛藥，會不會……可能有一點譫妄症呢？就是一種因為外在因素可能導致的症狀，可能會有幻覺、胡言亂語、人格改變等等。

但那天，我自動回到了我的記憶裡，在我模糊的記憶中，浮現了一種不死的愛，我想起了主日學中，那個小女孩的故事。

因為那一天，我在他身上看到了另一種堅持，堅持到底對我來說其實很難，因為我時常因生活中、工作中的困難或挑戰，萌生過許多想要放棄的念頭，但這兩個小朋友卻用盡自己的生命去堅持，而在他們的生命即將進入尾聲時，我看見了他們最精彩且綻放的時刻。

那一天，從這兩個小孩的身上，我看到了生命的無限可能，當患難降臨到這兩個小朋友身上時，他們想的卻不是自己的痛苦，而是如何在有限的生命中，他們能夠為這世界做些什麼，直到現在我仍然在研究，有什麼樣的醫療能夠超越這樣極大的痛苦，或許這也是醫學界中，許多人每天在研究的問題，就像耶穌被鞭刑時，祂最終的目的，只是為了拯救世界，而在電影《受難記》中，祂拖著滿身傷痕、血肉模糊的肉體，屹立不搖地堅持著這樣的道路。

記得那一個片段中，祂知道自己要被充滿刺的球狠狠的打下來時，祂雙手雖然顫抖著、表情絕望，就好像知道自己即將進行一場不打麻醉的大手術一樣，然後就這樣，祂為了成就我們的生命，被釘死在十字架上。記得那天在小組看完這個影片時，身邊的姐妹一起從安靜到哭泣、從悲傷中宣洩了感動，記得那一個充滿感動的夜晚和時刻，我卻想起了兩個小孩的故事，因為所有身體上的軟弱、都超越不了我們意志力中的堅持，從這兩個小朋友身上，我看到了我沒有的那種堅持和強韌，謝謝這兩位小朋友，我生命中最堅持的兩份感動。

那一天我用這一節經文為那位十三歲的小男孩禱告，是在詩篇第三十四章第十九至二十節：「義人多有苦難，但耶和華救他脫離這一切，又保全他一身的骨頭，連一根也不折斷」。後來我明白，在關乎生死的世界裡，我又再一次遇見了上帝。

於是我問了上帝，世界上有什麼樣的藥物可以超越痛苦、超越生死、超越那些我們無法掌控的事情？又有什麼樣的醫療處置可以讓我們不再憂傷、免除兇惡，和那些讓我們絕望的每一個眼淚？又有什麼樣的評估，可以讓我們不用忍受所有痛苦的檢查？

那一天，我從這兩個小朋友的身上找到了，唯有愛，可以超越這所有的藥物、處置、疾病。

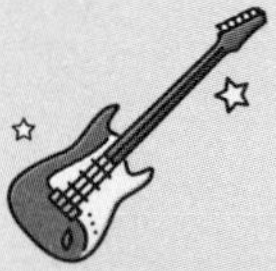

壓傷的蘆葦，祂不折斷；將殘的燈火，祂不吹滅；等祂施行公理，叫公理得勝。——馬太福音第十二章第二十節

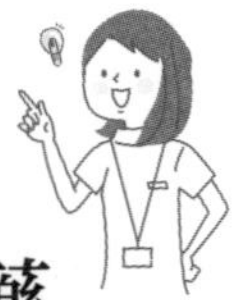

藥物不是萬能，因為它也有無法治癒的疼痛

當藥物無法治癒疼痛、當生死無法被我們掌控，而且在經歷了一連串無盡的等待後，卻發現依然沒有結果時，是否那樣的絕望，是連醫護人員都無能為力的煎熬？然而在這世界上，是否其實有一種在我們內心深處的力量，會比我們在外面的世界更大，《聖經》中哥林多前書第十五章第五十一節說：「我如今把一件奧祕的事告訴你們：『我們不是都要睡覺，乃是都要改變』。」

於是從那一個十三歲小男孩的故事開始，我再也不敢偷懶了。以前的我，總是習慣坐在電腦前面看病人的所有病歷資料，從診斷看到主訴、每一個影像學到檢驗檢查的報告、甚至習慣只坐在電腦前算出每一個量表的分數，並在看完影像學、檢驗值、藥物、數據變化、病歷紀錄後，我會直接從電腦開出一連串的醫囑。有時，當病人已經簽立放棄急救同意書後，我們還是會繼續開藥治療，像是會給予病人一些止痛藥物。

但是，從某一天後，我突然養成了在開立任何處置和藥物前，親自巡視病房的習慣，即便當時擔任夜間專科護理師時，值班的床數超乎想像的龐大，我依然堅持著，親自去看每一個病人的現況。如果是早上病人精神狀況好的時候，我就會和他們聊天；如果是夜間，我會去探視一下熟睡中的病人，因為有時候，真的會有一些突如其來的收穫或是意外。

記得有一次在一個偏鄉醫院擔任值班資深護理師（受訓中的專科護理師），於晚上值班時，有一個聰明可愛的學妹打了一通電話給我，她說：「學姐，有一個病人，是因為車禍入院的，長期臥床，昏迷指數目前是3分，已經進行氣切手術，臥床好多年了，但是從昨天早上開始一直到現在，他的腿好像都紅紅的……。」

我當下問她說：「他有解尿嗎？目前的生命徵象數據，尤其是血壓……還好嗎？」

會這樣問是因為，有些股骨有骨折的病人，很容易有尿液解不出來的情形，膀胱會突然很脹，有時候會觀察到。血壓值稍微偏高一些，但因為病人昏迷，沒有表情也不會表達，就算很痛，他也說不出口；就算他沒解尿，或許家屬只會覺得他是因為喝水喝得不夠、吃得比較少，所以沒有排尿；卻沒有想到，病人很可能是因為骨折，才導致尿液無法排出。他的骨折也可能是因為被翻身時，不小心引發的意外傷害，因為某些長期臥床的病人，身體的骨頭會變得稍微脆弱一些，很有可能因為旁人協助翻身或姿勢改變時，容易讓骨頭或皮膚有些微的受傷。由於他們長期無法下床活動，很容易萎縮，也很容易退化，所以全身性的身體評估，對於醫護人員來說非常重要。

即便我當上專科護理師後，仍然每天保持著，對每一個病人執行全套的身體評估，只要發現有任何一點和之前不同的變化，就會回到團隊中，拿出來和大家討論。

記得當時那位學妹說：「病人的尿布都是家屬幫忙換的。」

那天晚上，我問學妹說：「能麻煩妳拿餘尿機幫我測一下餘尿嗎？」

她說：「學姐，我們這裡沒有餘尿機。」後來我去加護病房推了一台普通的超音波，記得我在醫學中心工作擔任小資深護理師時，有住院醫師曾經教過我，如何透過膀胱超音波看出這個病人是否有尿液，但是我只看了一次、沒有實際操作的經驗，當我把超音波放上病人的膀胱處時，其實還是看不太出來，那時我好後悔當初沒有學到會。

寫到這裡，我才明白，如果在臨床上有醫師或醫學生願意教自己時，如果不好好把握，真的會錯過很多成長的機會，反之，我其實很依賴餘尿機（監測尿液的剩餘容量，可以評估膀胱內還有多少尿量），因為看到數字我才會安心。

但後來我才明白，身體評估才是最扎實的基礎，因為當我看到那個小男孩紅腫的腿的第一眼，我就懷疑他可能有股骨骨折的情形，但我不知道是從哪一次的學習累積出了這樣的預感，當諸如此類的事情不只一次發生時，在臨床上真的會以為自己有第六感。其實後來才發現，唯有很基礎也很扎實的身體評估才能辦到，但醫學仍然強調實證的精神，憑眼見和數據說話。

後來我還是和值班醫師做了報告，請他前來探視，他也願意接受我的建議，開了導尿的醫囑，就是用管子把尿液引流出來，同時也開了影像學檢查，導尿的結果發現，病人的膀胱總共有 800ml 多的尿量，而 800ml 算是非常多，可能當時病人的膀胱已經脹到很不舒服。

而影像學中也發現，小男孩真的骨折了，但因為他昏迷，加上已經做了氣切的緣故……他完全沒有辦法表達，甚至誰也不知道……他骨折了多久，或許，他好久之前就已經骨折了，痛了好久、好久都沒有被發現，快接近早上時，我們還是打了通電話告訴他的主治醫師，這位醫師立刻會診了骨科醫師前來幫男孩打上石膏。

這件事情也讓我學習到，原來每一件我原本以為微不足道的小事，在每一個人的身上，或許都是件不可被忽視的大事，那些用不在意或無所謂去掩蓋的過程，終將會讓所有的事情顯露出來，因為上帝說過：「隱藏的事情沒有不顯露的」，於是那天快清晨時，我們在白色長廊，充滿生命氣息的那個地方，上演了一齣很特別的故事。

那天下班後，我買了一杯極度冰釀的咖啡提神，我突然發現，其實走入醫療世界的每個人都不容易，專科護理師的角色其實和醫師的時間表是一起的、工作內容也是幾乎相似的，除了手術中是擔任助手，不能主刀，以及在臨床上不能執行某部分技術外，在工作的日常和時間表上，也都和醫師很像。

在醫院裡，一大早的晨會前，可能五、六點就會開始查房、甚至有醫師晨間五點半就開始開診；早上七點醫師正式查房前，小專科護理師可能還要看一下昨天的所有病歷資料，但在主治醫師來醫院前，小專科護理師可能偶爾會於清晨四、五點，就要抵達醫院，因為需要在查房前，看過所有病歷資料、前一晚或當日晨間抽血的檢驗、檢查值，全需要記下來後和醫師報告；而病人的影像報告如果有結果出來，專科護理師一定要自己先看過所有的片子和報告的結果，甚至須抓下影像學的圖片存放在公務機或公用 iPad 裡，讓主治醫師能在查房時直接看到。

如果前一晚病人有狀況或有新開立的醫囑，也一定要提早看過病人和所有病歷資料，甚至把處置的醫囑都先整理好，並且和主治醫師執行前因後果的報告、目前病況，以及未來的展望。

再來就是前一天所有管路的引流量，一定要背起來，並告知主治醫師，如果在外科，可能需要知道每個主治醫師不同的習慣。例如：這個醫師習慣在引流管的量達到多少時才移除管路，甚至是引流管放置的天數也會因醫師不同的評估和經驗，以及實證有所不同；有的醫師會習慣在拔除胸管前後各照一張胸部的 X 光片；如果是外科體系，凡有傷口的科別，早上查房前後，可能需要執行傷口換藥，所以專科護理師需要在主治醫師抵達病房前，看完所有傷口換藥的方式。如果一次跟三位醫師，則要記錄不同醫師的習慣，例如：A醫師習慣先用 AQ-BI 消毒後再用生理食鹽水、B醫師習慣用人工皮、C醫師習慣傷口縫線放置幾天後一定要拆線，然後主治醫師來巡房時，專科護理師幾乎要能非常快速地跟上。

有些醫師走路非常快速，當醫師來的那一刻，就可以先和主治醫師報告病歷資料，例如：11D03 床的病人診斷為 Lung tumor（肺部腫瘤），昨天做完胸腔鏡腫瘤切除、昨天胸管引流量是多少，明天預計照一張胸部 X 光後移除管路；或是病人診斷為（Chronic Obstructive Pulmonary Disease,COPD）慢性阻塞性肺疾病，昨天夜間呼吸喘，抽了一支 ABG（動脈血）、顯示 High anion gap metabolic acidosis，目前懷疑是 Lactic acidosis；然後接著報告昨夜值班醫師或專科護理師做的處置和病人目前的病況。

臨床每一天從早晨到夜晚，幾乎都在打仗，曾經有醫師告訴過我，醫療界就像個永無止盡的戰場，而我們每一天都在備戰狀態。

有時臨床上的經驗積累就像是預備的兵器，記得有醫師告訴過我，如果是呼吸性酸中毒，不要使用 sodium bicarbonate，因為那會讓二氧化碳（CO_2）增加更多，後來我學會找原因，每一次只要抽完動脈血，絕對不會覺得要馬上給藥，而是要用非常快的速度，把所有該算的臨床公式全都算完，才能和醫師討論處置，並報告現在病人目前的現況。

例如：病人已經 On Endo 目前是 PCP mode（插上了氣管內管後，報告呼吸器的設定模式）血氧維持在多少，如果病人狀況還是很差，可以建議醫師進行其他處置，像是俯臥通氣（Prone ventilation），使用鎮靜劑或藥物，使用葉克膜（ECMO），最後，報告病人的生命徵象和目前用藥狀況、身上傷口或現有的管路、未來的處置和治療計畫。如果病人出現休克或敗血症的狀況，可能會需要和值班醫師討論抗生素的使用，而在討論抗生素之前，小專科護理師如果能熟記所有基本抗生素的使用知識，或將每年更新的熱病醫學書籍收藏在口袋和腦袋裡，並背得恰如其分，那就會讓自己邁入一個小小的加分題。而我在這幾年，剛好遇到了很多在抗生素使用很厲害的老師，所以我將所有抗生素使用的筆記，整理成了一本很厚的寶典，只是抗生素真的每年都在更新。

記得在專科護理師實習時，遇到一位感染科醫師，每個禮拜都會在上課中幫小專科護理師們考試；我還曾經遇到一位非常會使用抗生素的腎臟科醫師，對我的抗生素知識進行扎根理論教學。

而我曾經在加護病房遇到一位學姐，教會了我在顯微鏡下看出細菌的樣子，用染色檢測的方式預測抗生素，例如：將病人的痰液直接放在玻片下，自己獨立完成染色後，直接看出細菌的樣子，就可以直接在第一個黃金時間用對抗生素，不需要等待檢驗科的報告，這對急性期或敗血症的病人使用抗生素的效果很有幫助。

因為抗生素很容易有抗藥性，所以會用抗生素真的很重要，在第一次使用時，如果能用對抗生素，病人的感染狀況就比較不容易復發，且更能有效控制，而抗生素的升階、降階，也是個非常大的學問。說實話，我對抗生素的使用充滿著極大的興趣，因為我覺得在感染的世界裡，用對抗生素，真的會救活好多人。

最後，專科護理師要熟悉非常多的技術，因為這些技術常常需要在很緊急的情況下立刻執行，像是大出血的病人，要在大量吐血的情況下快速放上鼻胃管，而且一定要一次成功，沒有重來的機會；而喘的情況下要立刻扎到動脈血，也沒有失敗的空間。

在這條道路中，我想醫學知識會不斷地更新，而期待我的腦袋也能隨著每個年代和時空背景的改變，越來越豐富。

另外，在查房前，小專科護理師需要配戴一些武器，例如：聽診器、筆燈、扣診槌、音叉、英文版的《麻州總醫院內科手冊》，放在所有的白色袍子裡，然後在主治醫師來臨前，一定要親自先把所有病人全部身體評估過一次。

其實我的身體評估速度比較慢，所以我總是需要很早抵達醫院，不然我會沒有辦法完成，但曾經有個住院醫師和我說：「他說這個就是熟能生巧，如果每天評估五十個病人，第二天再次評估五十個病人，兩天的熟練度和速度一定會有差別。」

我記得在實習時，我會跟著住院醫師、PGY或實習醫學生去接病人，每次從他們的身上，我總是能學到超級多的學問，其實我覺得當專科護理師最棒的事情就是，身邊的每個人都是你的老師，不只是醫師，對我來說，團隊的每個人都是我的老師，連病人其實也都是我的老師。

而主治醫師其實真的很辛苦，看病歷資料的過程還要負責教學，他們教學的對象從專科護理師、實習醫學生、住院醫師、甚至到護理師都有。如果是加護病房的大查房那天，就有可能會需要花很多時間和所有團隊討論，從呼吸治療師、營養師、社工師、個管師、護理師、專科護理師、實習醫學生、PGY、住院醫師、護理師的當班小組長、護理長，都可能會跟在醫師的旁邊，然後等每一床病人，終於都查完房後，大家再一起慢慢走去大禮堂上課。

有些醫師上完課後，還必須要去看門診，或進入手術室開刀；在開刀的過程中，可能會不斷有人打電話找他，有需要他簽名的、病況改變的、突然需要急救的；中午可能在他們終於有空閒時間可以坐下來吃飯時，又突然接到一通電話說，某某醫師，有新病人在急診，需要他們去診視一下。

雖然總醫師可能已經事先評估過新病人，但許多主治醫師還是會習慣自己到現場去評估即將要接手的新病人，然後就開始在腦中編織一連串他所有的治療計畫，以及先後次序。

所以我總覺得醫師的腦袋邏輯真的很值得我們學習，因為在接到新病人的那一刻，他可能已經想完這個病人從入院到出院的所有治療計畫、過程、藥物、病人會有的反應、家屬可能的需要、結合他的過去病史可能會需要調整的藥物，甚至他雖然已經有十個以上的鑑別診斷，但是他其實已經預測了答案，當下他會需要立刻排相關檢查，而且要一針見血。

例如：如果是胸痛的病人，主動脈剝離的痛法和急性心肌梗塞會很像，但治療和處置卻不一樣，有時評估能力很厲害的醫療人員，甚至可以單從心電圖和抽血的變化，以及最基礎的四肢血壓，就可以預測到很接近的答案。精準且一針見血地下對診斷很重要，因為急性心肌梗塞可能需要打抗凝血劑，但如果給了抗凝血劑後，發現他其實是主動脈剝離，需要手術，那很可能就會不小心錯失了急救的最佳黃金時間。

所以其實體諒、幫助醫師也是專科護理師很重要的一項職責，這項職業就像是各職類間的橋梁，協助團隊在這樣的核心領域中凝聚，透過多層次的評估後統整匯集。最重要的是，讓病人獲取最大的效益，我想，專科護理師的角色是一個特別的存在，其實我以前到現在都還是覺得，像是醫師一樣的專科護理師，在工作時真的很酷，至少對我來說，這真的是一個非常酷且充滿使命的職業，期待我能在這樣的旅程中繼續學習，遇見更多的人，學習更多的疾病，因為直到現在的每一天，我都還是會把自己重新歸零、重新學習，也在每一天新的早晨，讓自己重新開始。

生命中唯一的解藥，不是化學公式、不是原子分子、不是蛋白質的轉錄和轉譯，因為那些生命中無法治癒的解答，永遠無法結構化，所以不要限制自己，唯有扎實的根基才是一切的源頭。

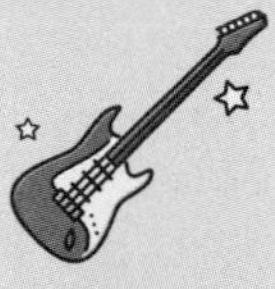

» 要擴張你帳幕之地，張大你居所的幔子，不要限止；要放長你的繩子，堅固你的橛子。——以賽亞書第五十四章第二節

» 要有穩固的根基，才能讓擴張出牢靠的帳幕之地。

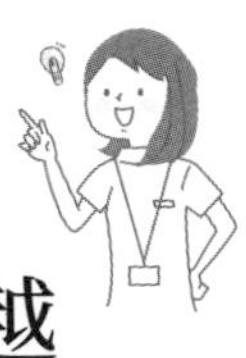

越是受傷縫補過的肩膀，越能在傷口痊癒之後，展翅翱翔

加護病房的會客時間軸裡，護理師有很多必須執行的衛教工作，像是衛教家屬如何正確的進行翻身和拍背；如何協助病人洗澡、口腔的清潔和護理、鼻胃管灌食等。

專科護理師有時需要於醫師指示下，向病人及家屬解釋病情及提供醫學諮詢，因為有些病人變成半植物人或植物人的狀態後，會需要家屬的長期照護。而當護理師日復一日的做著例行工作時，很容易陷入一種焦灼的狀態，就好像一個沒有靈魂和生命力的對話時間。我偶爾會出現這樣的情況，對於家屬的問題疲憊之時，就會用非常公式化的口氣回應，但其實我自己比誰都清楚，這種疏離的語氣不僅保護不了自己，甚至可能會增加家屬的焦慮感。

即便我時常提醒自己，先拿掉自我的情緒和不好的狀態，再來和家屬說話及工作，但在當時，身心處於疲憊的狀態下，彷彿一個傷兵一樣，因為隔離衣的悶熱、口罩裡的熱氣，都讓我感覺無法喘息。而在每天高壓的工作環境中，許多護理師都有睡眠的問題，如果昨夜又是夜未眠的狀態，其實偶爾真的很難兼顧到關懷。所謂的護理服務業其實很重要，但有時忙碌的程度，甚至連發自內心的想要給家屬一些溫暖，都有一些困難度。

然而在大小夜和白天班綜合交替上班的那一個月，我幾乎整夜無法好好入睡，當時的我其實是用僅存的意志力在撐著我的腦袋。於是那天，我真的無法投入在狀態內。當家屬不停地問我：「病人今天的狀況還好嗎？」的當下，我其實已經用了最後的一絲的耐心在傾聽和陪伴，但許多護理師都有一個共通的地方，就是意志力特別強壯，即使同一個問題，一直反覆地被詢問，還是可以在不同的角色間，盡好自己的本質和義務，甚至在我們的訓練當中，也包含了對於心理學和哀傷輔導的過程所提供的服務。

如果是專科護理師，對這塊的訓練更是有不同且高階的要求，然而我必須承認，當時的我，並不能立刻理解家屬是抱著什麼樣的心情詢問那些問題，以及當時的他們，看似平淡，內心其實是如何脆弱無助、彷彿身在人間煉獄。直到經過工作了幾年、參與了專科護理師的訓練、課堂、實習，我觀察到一個現象，家屬可能會每天詢問醫護人員同一個問題，像是他今天狀況怎麼樣、要在這裡住多久、什麼時候會醒來、他這裡怎麼好像髒髒的、他為什麼昨天跟今天長的不一樣等。

我必須坦白說，有些是病情使然、病況改變，像是用藥、水腫，但每次看到病人毫無招架之力、插著氣管內管、無法抓癢也無法動彈、毫無人生自由和人權可言的那一刻，我還是會在下了班的深夜時刻，無法平復難過且不忍的情緒。看到每一個病人泛著眼淚、無助、有苦難言，甚至把自己封閉起來與世隔絕的悲傷，每一個無助的表情，彷彿強烈颱風掃過我心臟的主動脈弓，那對所有生病的人來說，是多麼沒有尊嚴的一個折磨。有時候，把一個滿腔熱血的新進護理師逼上眼淚之路的，不一定是常態的壓力或來自工作的疲憊感，而是我們無法忍受，病人露出的絕望感和孤獨的眼神，以及讓我們無能為力的每個急救無效的過程。

雖然，當時我頂著疲憊的身體，傾聽著家屬的所有連續提問，卻還是在看到病人的那一刻，將所有煩躁的感覺一掃而空，那時我想著，護理師，其實永遠都處於內心柔軟且自我矛盾的狀態，但有個不變的共通點，就是我們有著過人的意志力，以及很高的洞察力，卻偶爾容易敏感且脆弱。但在遇到困難和挑戰時，比誰都堅強，冷靜且善於剖析疾病，以及面對高壓的環境或狀時，可以淡定且游刃有餘地處理所有技術和處置，即便內心可能早已波濤洶湧，甚至絕望。

當時我的內心想著：「會不會其實，所有一切的榮華富貴和美好的經歷，也曾經出現在此刻躺在我眼前的病人身上，如果注定每個人離開世界後，都帶不走此刻的繁華，那是否我們在面對每一個生命此時此刻擁有的當下，能夠將一切看得更加平凡。」當時的我，似乎不理解這些經歷和過程，總是渴望自己奢華絢爛、光彩奪目，卻在遇見這位家屬之後，徹底改變了我的心思意念，而我知道，那一天，我又在那關乎生死的世界中，遇見了上帝，因為祢是道路、真理、生命。

記得那天，我被安排照顧一個診斷為肺結核、合併疥瘡的病人，這類型的病人需要全身接觸隔離，加上配戴N95口罩，而這也是我下意識產生焦躁不安的原因。雖然主管安排我照顧這個病人的理由是，因在現場值班中，資淺的學妹比較多，所以派稍微資深一點的學姐去照顧這個全身充滿機器和管路的病人。但那天，在接手這個病人時，我抱著一個想法；我想快速地上班和下班、處理完我該做的事情，把病人安全的交接給下一班，如果有事，立刻把當天的值班醫師請進來診視病人。

當時的醫院，早上十點半是加護病房的會客時間，然後就在我的病房中，出現了一位病人家屬，她是病人的女兒，只是她一進來，就用非常焦慮的口氣和我說話。坦白說，那個時間點我要做很多的衛教，於是我一如往常地用非常公式化的語氣和她對話，我對她說：「妳家人今天的狀況跟昨天差不多，醫師早上有查房，做了一些藥物的調整，等一下醫師會前來和您解釋病情，如果您有任何問題也可以直接詢問醫師。」

但家屬又用焦慮地語氣問了我一遍：「我爸爸他今天……狀況還好嗎？」當時，我好像，只有想到我自己當時的感受，卻忽略了那位家屬在那個時刻的煎熬，以及痛苦掙扎的心情。

當我夜深人靜時也會想，一個人很絕望時，是否除了焦慮的表現，有時也會發生過度淡漠？而這些，都是一個護理師需要觀察到的狀態，有時甚至家屬或病人不一定會有任何情感表現，很多細微的觀察需要時間的積累，更需要我們真實的用心去體會他每一個當下的感受。

然而，護理師這份工作，有時可能會辛苦，腦袋須時刻保持清醒、要讀很多超越自己能力範圍可負擔的書、也要承受很多不同程度和項目的刺激，例如：各種品質管理、海報發表、製作護理師名牌，且有時資深學姐要協帶新人，不僅要關懷、溝通、傾聽、陪伴，更是要在非常高壓的環境下，做出即刻的判斷和護理措施；如果是專科護理師，更要隨時在不同狀況下有敏銳的評估、要放下自己所有情緒，專注在此刻萍水相逢的生命上，因為我們都渴望在最無望的時刻，能感受到那麼一點溫暖。

正當我期待會客時間快點結束的那一剎那，我發現家屬慌亂的眼神，因此更加不安，在那時，我從她的瞳孔中，看到我此刻醜陋的內心，我知道上帝在提醒我，這是我必須靜下心來服侍人的時刻，因為我的信仰告訴我，做在人身上的就是做在祂的身上，於是我選擇靜下心來和她溝通，我閃過一個念頭，但其實也是下意識地隨口一問：「我問她女兒，請問你們有什麼宗教信仰嗎？」

她說：「她爸爸都有去基督教會，然而他發病前就一直唸叨著，自己有一個很想做的事情，希望自己能夠受洗，歸入上帝的名下，然後在他還沒有完成這個願望之前，他就發病了，也或許，沒有機會了。」

當時我被這句話深刻地震撼，不僅震撼了我的內心，也觸動了我感動的神經，我總是不想浪費，每一個和人生導師擦身而過的機會，如果這世界，遺憾和失去、拾獲和重生，每天都在發生，那我是否能把不遺憾變成一種生命常態？

家屬當時說出，她爸爸想要受洗的一席話，激起我內心深處小小的激動情緒，雖然當時自己，真的不知道在那一個當下，我可以怎麼做？而當時我告訴她，在醫院中的某一個樓層，設有禱告室，每天的會客時間，可以讓牧師來為病人禱告，而那天結束會客後，我依舊做著我的日常工作，繼續完成我尚未完成的護理紀錄。

直到大約中午十二點半時，我的內心突然出現非常強烈且深刻的不安感，那是一種我說不出來的感覺，而那一天中午，我需要再次進去病室內給病人藥物和協助他翻身，於是我再次穿上了厚重的隔離裝備，當我走入病室內觀察這個病人時，我觀察了一下身旁的生理監測儀器，上面會有一些血壓和心跳等測量數值，而當時，我幫他重新測量了一次，測量出來的數值，其實都和早上差不多，且在正常範圍內。

但從病人呼吸的氣息中，出現一種淺快而深層的呼吸型態，腹部的腸胃蠕動音也漸漸地變得緩慢，在那一刻我發現，病人皮膚的顏色似乎和早上有了這麼一點差距，我當下突然有一種強烈的直覺，我必須打兩通電話，一通報告給專科護理師、一通打電話給家屬。後來專科護理師來探視病人後，並未發現任何病人的不對勁，也因為病人有簽署完全放棄急救的同意書，拒絕電擊、拒絕心肺復甦術、拒絕給予任何藥物，所以當下我們沒有執行任何新的處置，於是我又打了一通電話給家屬，而那卻是我那天做過……最瘋狂且奇怪的事情，因為當電話被家屬接通的那一刻，我不知道我該說什麼，於是我問了她當時所在的位置。

她說：「我正在禱告室和牧師聊天。」

然後我忽然向病人的女兒詢問：「要不要……現在直接讓牧師過來幫他受洗？就在病室內。」而家屬立刻告訴牧師。

在當時，我沒有告訴任何人這件事情，我動用了一點私心和感情，我只告訴當班的主管說：「家屬要求牧師為病人禱告可以嗎？」

因為是隔離病房，我還是選擇報備主管，我很感謝當時答應我的主管，幸運的是，當天沒有新病人，剛好因為是隔離病房的關係，會控管人數，通常都是主責護理師在裡面照顧病人，如果翻身或做治療時，可以將床簾完全拉上。當天其實沒有人願意走入這間病房來打擾，因為如果要進到病室內，需要穿全套裝備，以及配戴呼吸時會有點不舒服的 N95 口罩。

不到三分鐘的時間，一位牧師端著要幫病人受洗的水進來病室內，當時我卻觀察到，這位家屬的情緒少了一種焦慮的氛圍和氣息。

我問她：「妳……還好嗎？」

她告訴我：「謝謝妳幫我介紹禱告室，我和牧師聊了一個多小時的天，覺得有莫名的感動出現在我的內心。」而我從她的身上感受到了她情緒狀態散發出來的平靜，好像此刻，她從焦慮的心情中完全緩了過來，說話的語氣也和剛進來時完全不一樣。

後來在隔離病室裡，我和家屬及牧師一起唱詩歌、牧師為病人禱告後，直接在病室內為這個病人進行了點水受洗儀式，牧師說：「某某弟兄，你願意歸入主的名下嗎？」

然後他的女兒替他回答：「爸，我知道你願意，因為你在躺在這裡之前，你每個禮拜天都去教會，每次你都好快樂，你曾經告訴我，你太晚認識上帝，如果你早一點認識，是否不會在餘生才享受到生命的精彩。」於是就這樣，我默默流下了眼淚。

牧師對病人說：「某某弟兄，你若願意，我奉聖父、聖子、聖靈的名為你施洗。」

下午兩點，我坐在病室外看著病人的血壓值，就在我還在想著剛剛的感動時，生理監視器突然響起，病人在一瞬間，心跳停止，但是因為病人家屬已經簽署放棄急救同意書，所以我們也不施行急救。

就這樣，我通知主治醫師，然後我再次打了一通電話給他的女兒，他的女兒進來病房時，完全沒有哭泣，在醫師和家屬宣布病人的死亡時間後，家屬的態度卻非常的平靜。那天離開前，家屬和我說了一句「謝謝」，然後家屬和我分享，其實她好像有預感，因為她知道，她的爸爸在等待那一個未完成的事情。

而對我來說，那一刻，那一句謝謝卻不同於以往，我從她的眼神裡，感受到從未凝視過的真誠。然而回過頭，我才明白，上帝對每個人，都有自己的時刻表，而護理師便是在每一刻，盡自己所能的快速滲透每一個家庭，看似平凡的每一個常規工作，卻總是給自己和別人帶來意外的驚喜和感動，而也因為這個故事，在我的職業生涯中，印下了永遠抹不去的記憶點。

那一夜，我整整失眠，為了那逝去的生命惋惜，卻也為了另一個生命狀態的重生喜極而泣。我想著，今天家屬在離開病房時的那一個背影，於是我自動在腦海中播放一個關於未來的畫面：家屬在離開病房時的那一個背影，我想著，在未來的每一個屬於病人的紀念日中，病人的所有家屬都會聚集起來，懷念著病人生前的所有美好回憶和故事。

然而，是否可能會因為醫療團隊，曾經帶給家屬某一個時刻小小的感動，可以讓這些家屬們在十年或二十年後的某一天，因為這一刻的我們，而感到欣慰且毫無遺憾？我們每一個小小的決定，會影響的不只是家屬的現在，甚至會影響家屬未來的好幾十年，而當時我們替病人完成生命中最後一個夢想，或許也讓家屬在未來的每一個再次聚集的紀念日，能露出滿足的表情且擁有溫暖的心情。從此刻開始，我知道這段奇妙旅程，將陪伴我走向另一個心未曾看過的世界；而越是受傷縫補過的肩膀，越能在傷口痊癒之後，展翅翱翔。

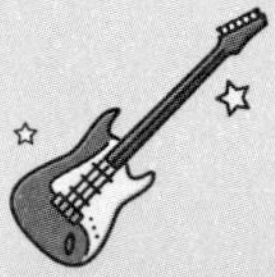

» 我就是道路、真理、生命。若不是藉著我，沒有人能到父那裡去。——約翰福音第十四章章第六節

» 而我知道，那一天，我在關乎生死的世界中，遇見了祢。然而，在祢揀選我的那一個時刻，順服是祢教會我的第一課，如果這世界，遺憾和失去、拾獲和重生，每天都在發生，那是否我能把不遺憾變成一種生命常態？

CHAPTER

02

當信心被城市熄了燈，當初心被失望關了門

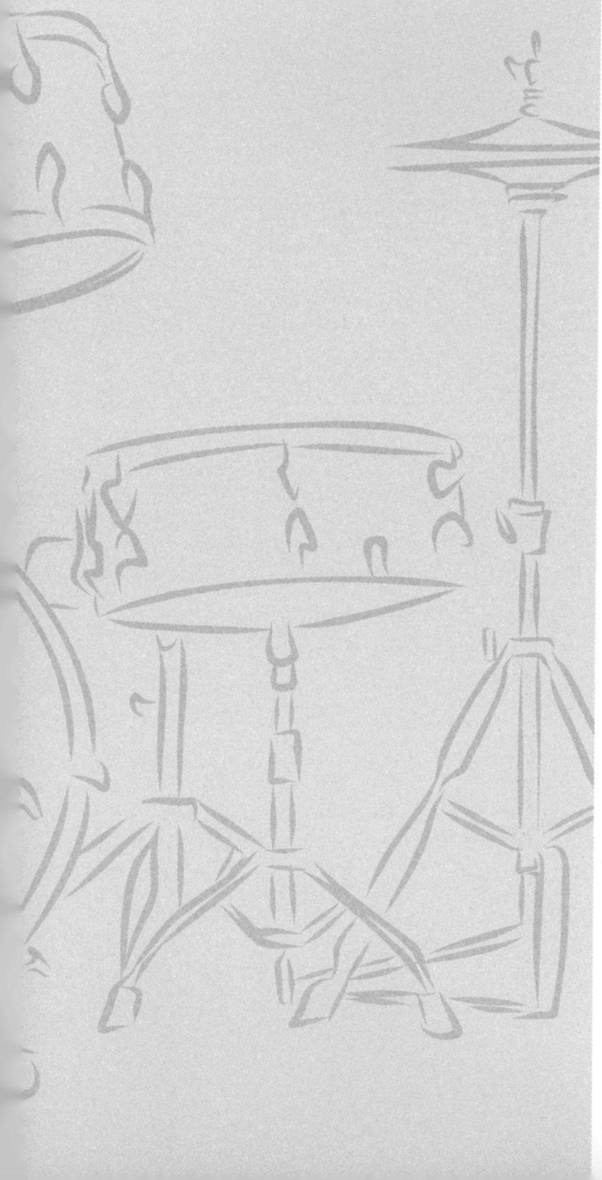

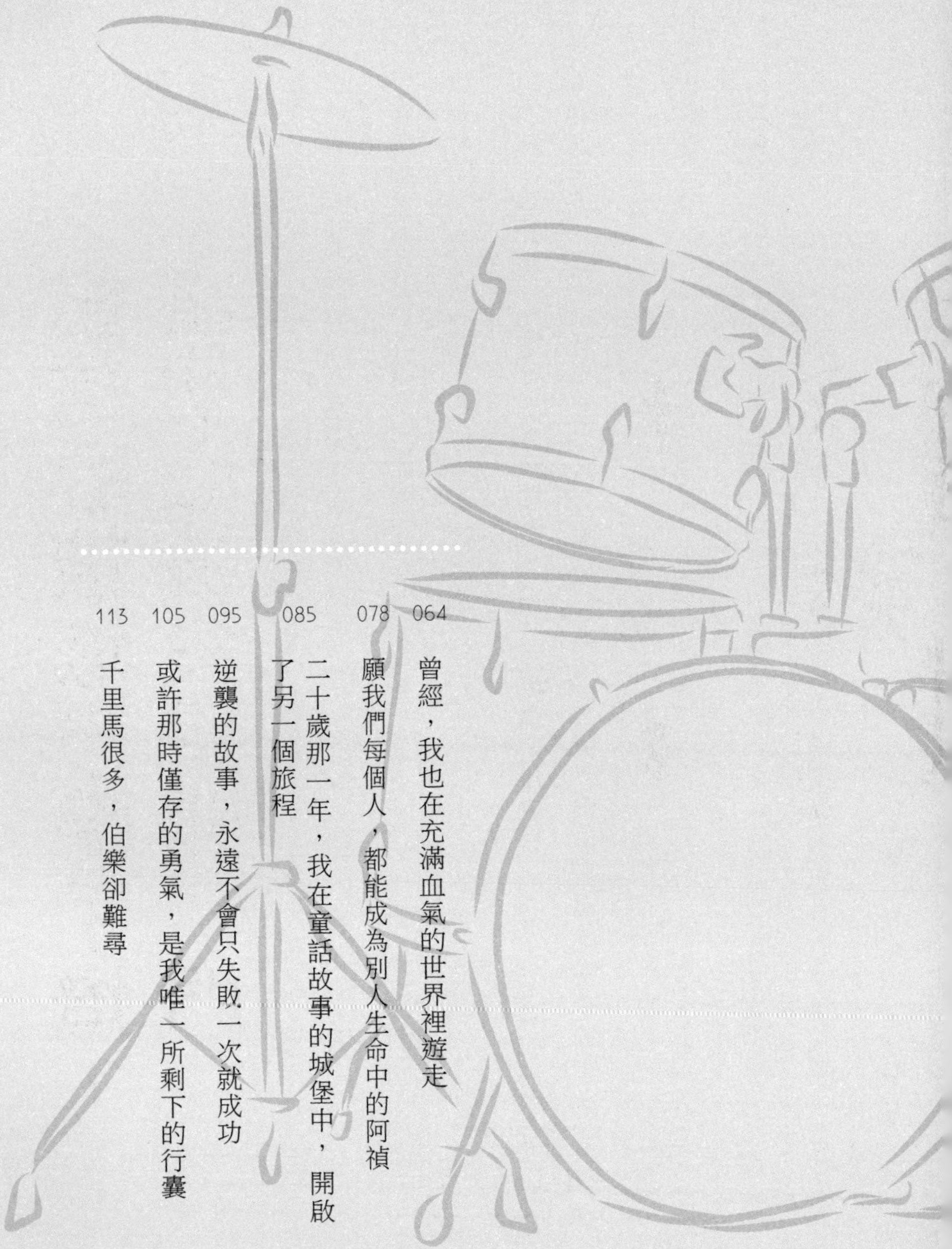

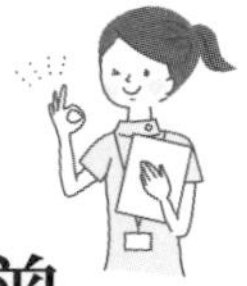

曾經，我也在充滿血氣的世界裡遊走

那一天我一如往常地，在充滿血氣的世界裡遊走，我生命中那些用荒唐和感動寫下的故事，以及觸動我對護理生涯火熱的起點，全都在就讀五專的那五年。

在就讀五專的學生時期，我曾經很不喜歡聽生理解剖學的課程，也很害怕上內外科護理學，直到進入職場工作後，曾在某次的專科護理師實習中遇見一位學姐。

那天，這位學姐拿出一個她做的PPT，且把每一個器官的起源用說故事的方式慢慢地和我講解，她跟我說：「有些醫師在開完刀後，會告訴專科護理師他們開刀的位置，而那些位置和手術的方式其實有很大的關係，也會對疾病的評估和預後有很大的影響。」

她接著告訴我：「其實這是一連串相關的過程，像是很常見的腸胃科手術，從開刀的位置和手術的方式，以及術後要注意的事項，會根據不同的部位和開法，影響到我們需要注意和評估的方向。另外，像是甲狀腺手術中，傷到單側和雙側喉返神經的結果也會不同，如果術中不小心傷到單側的喉返神經，會讓喉嚨的聲音出現暫時性的嘶啞；但是如果傷到的是雙側喉返神經，則會影響到病人的呼吸狀態。回歸到最基本的腦部生理解剖學，每一個腦葉掌管著不同的神經，像是視覺、聽覺等。

而以神經系統來說，神經根壓迫的部位不同，症狀也會不太一樣。如果是頸椎的第四到第五節受傷，會產生頸、肩、上臂的疼痛、手臂外側的感覺可能會消失、二頭肌的反射也會消失；如果是傷到頸椎的第七節到胸椎第一節，會壓到頸椎第八節的神經根，而前臂尺側和手部則可能會疼痛，無名指尺側和小指可能會感覺喪失、手指屈則可能會反射消失，所以扣診槌的運用這時就非常的重要：敲在哪個部位，以及要評估哪個位置。

身為小專科護理師，不論身在哪一個科別，這些東西全都要完全刻印在腦袋裡，不只單一器官，而是全身的器官都要精通且精準，像是腰椎狹窄症和周邊動脈疾病的鑑別診斷也很重要，因為一個是神經壓迫、另一個則是肢體缺血，可能病人主訴都是腿部疼痛，但是神經性的疼痛會從大腿向下延伸、向前彎或坐下時會緩解，症狀比較偏向麻木或感覺異常，專科護理師最好的評估工具就是摸脈搏，因為神經性壓迫時肢體的脈博可能會是正常的。

如果是血管性的痛法，比較接近小腿後側向上傳導、休息時會緩解，肢體會比較冰冷且蒼白，脈搏會微弱或消失，而兩種需要開立的檢查也不一樣。神經性的檢查多半會做像是電腦斷層、神經傳導、肌電圖，治療的方法偏向止痛藥、類固醇注射；如果是血管性的檢查會比較偏向腳踝手臂血壓比值、動脈造影等，比較偏向的治療方向，有給予抗血小板藥物、血管重建等。」而評估和生理解剖學的重要性，我是在當上護理師後才深深地明白。

還有一次上班時，發生了一場急救，那時我是新進的護理師，學姐請我在急救中幫病人打上靜脈留置針頭，而當時我驕傲地覺得，就跟平常一樣看到血管打下去就對了。

但那天病人因為上了升壓劑，身體變得很腫脹，我完全看不到血管的位置，然後我試了兩針後，學姐直接讓我出去外面等，不用進去幫忙了，但我依然還是站在旁邊看著大家繼續忙碌著。

有一個學姐非常厲害地直接打在肘正中靜脈（median cubital vein）的位置，打完後又立刻在頸靜脈（Jugular vein）的地方打上了留置針。因為當時病人的升壓劑注射部位已經紅腫，所以當下也可以選擇請醫師打上中心靜脈導管，但我真的打從心底很佩服這位學姐。

當時我幫忙打了一通電話給家屬，家屬說：「我們住在北部，大約需要兩個小時的高鐵，正在趕車過來的路上。」

可是，當時病人的血壓值已經掉到五十幾，算是很低的數值；藥物的部分，升壓劑已經使用到最高劑量。後來我跑遍了所有的加護病房，借了所有的急救藥物；甚至直接衝到病房請護理師開急救車借我急救藥物；除此之外，很團結的事情是，連藥局都願意借我藥物。

但在電話那頭，醫師堅持請家屬務必立刻到院，一方面其實規定是無法用電話解釋病情，而當時醫師透過電話和家屬也進行了正在急救的告知，而家屬說：「只要能見到病人最後一面就好，請團隊多多幫忙。」

那天，我也因此燃起了充滿血氣的鬥志，一個接著一個的剝著玻璃的藥物瓶，和大家一起拿針抽著藥。但到後來我才明白，原來「血氣」有時候需要訓練和培養，等待適當的時機用在對的地方；我也從工作的增長和學習中，一年又一年地，把所有不屬於自己的血氣漸漸磨掉。

後來我問學姐，什麼樣的技巧可以讓我在各種狀態下一針就打上靜脈留置針，然後她笑著回我：「把生理解剖課本讀熟、把位置背熟，就可以了呀！」

從那天之後，我好像不再討厭這些科目了，然而，這樣堅持的信念背後，我想謝謝一些朋友。於是我開始不斷瘋狂購買最新的相關書籍，甚至把醫學院的生理解剖原文課本拿來翻譯研讀，不知道從什麼時候開始，這些我曾經最害怕的文字，卻成了我現在每一天最喜歡的休閒娛樂。

越是煎熬難受的過程，越值得期待沒有限制的爆發，我常在想，學生時期我不喜歡上這門課的原因，有沒有可能……其實只是因為我沒有從中認真找到研讀它的意義？因為那時的自己，害怕徒勞無功的努力，總是想著不勞而獲，卻也禁不起一絲一毫的挫折，更是因為得不到成就和滿足感，就輕易的放棄自己？

而在這樣憑血氣的思維中，我似乎……就沒辦法很專心聽課，就像當時在學校，我看到老師或教官出現時，一定會從旁繞道而行，絕對不會正面迎戰。我在五專時，總共被記了四十二支的申誡，其中被記最多的違規項目就是「校裙過短」。那時，我每天都穿同一件已經被我剪得很短的校裙，然後就在每一次我進入校園時，被幹部或教官記下學號，登記的幹部到最後也都把我的學號和人名記了下來，全部的教官也都認識我，所以後來那些幹部們，好像從某一天開始就沒有再問過我學號，但只要他們看到我，就會直接登記起來，很矛盾的是，我寧可穿著被剪過的短裙、每天被記申誡，也不願意換上過膝的可怕校裙，校服對於那個年紀的我來講就是每天的心情配備。

我每天都告訴自己，就算當個學生，也要當個稍微打扮得漂亮一點的女學生，所以為了不穿過膝的裙子，我的申誡如同我的三餐一樣，不停地累加，直到遇見一位非常好的教官，用勞動服務的方式在畢業前幫我全部消滅了它們。學生時代，我也很喜歡穿自己的外套套在校服外面，還有為了社團表演或打工，偶爾會翹課，而五專時的我，每天的生活就像是⋯⋯白天總是在補眠、晚上到學校的體育館練舞，我總是找得到備用的熱音社社辦鑰匙，不論被換到哪個位置，我總是有心電感應地可以找到它。

每當到了深夜，我便不甘待在七坪大的租屋處，於是我跑去了一間音樂餐廳打工，後來我愛上了每天打工的生活，下午我在熱鬧的街道上賣衣服、晚上就去一間很棒的音樂餐廳工作，因為在打工時，可以認識很多朋友，而那些朋友，總是會讓我感覺到很新鮮，也讓我不在孤單寂寞，就像電影《Gossip Girl》裡的主角們一樣，總有著精彩的學生生活。

當時我也好喜歡看電影，如果我不在學校跳舞或練團，我就會約和我一起打工的哥哥姐姐去玩，在綠蓋茶館待上一整天，或在美髮店做造型、化妝，或在KTV唱整晚的歌，或是跑去電影院尋找創作靈感，甚至有時我會自己一個人跑到書店，一待就是一整天，我也不知道為什麼，那時的我每天都可以有這麼多好玩的活動，而那些就是我專科五年的生活。

那年我十八歲，我覺得我會永遠做著這些工作、過這樣開心卻沒有明確目標的生活，因為在學校時，大部分的老師很不喜歡我，而部分同班的同學們也不太願意和我有交集，一方面我的成績真的不好、一方面我的個性比較孤僻，總是喜歡特立獨行，當時我也只會和我自己喜歡的朋友，或是喜歡我的朋友玩在一起。

不知道從哪一天開始，在學校中，好學生與壞學生的標籤，好像完全建立在成績和外在行為的表現上。那時候的我，漸漸地自我放棄，我無法面對我自己失敗的每個過程，就好像我沒有辦法在這樣的群體中找到自我價值。

當時我很喜歡看一些美劇或電影，例如：每次當我看《Gossip Girl》這部電影時，我好像能從電影裡，找到一群在另一個國家和我一樣的同伴，記得我當時把所有的心思都放在舞團和樂團上，我不是在練舞蹈的體育館，就是一個人待在練團室。有趣的是，當時我們甚至發展了Game13舞團的傳奇故事，故事的起源來自四個熱愛跳舞的學生，我們分別跳四種不同的舞風，我專門跳Popping機械舞，另外三個人分別是Locking、Breaking、Hip Hop，而故事的主角分別是花花、便當、小歐。

而我們有一天因為太過招搖、被趕出了舞蹈社的正式社團，後來我們跑到地下室、廢墟、街頭、各種你們想得到的地方跳舞，然後我們的社團從四個人變成快百人，我一直覺得這是一個很棒的故事，因為在跳舞這件事情上，我們從未放棄。

記得那天和其中一個朋友聊起這件事情，我們都覺得很不可思議，是什麼樣的信念讓我們至今從未放棄過，做一件自己熱愛的事情？

我想，也就是因為這樣的成長過程，讓我每次想到這件事時，都會把自己那股不認輸、越挫越勇、不想放棄的熱忱完全拿出來，因為我知道，每個人的時刻表其實都不同，在上帝對每個人不同的時區和計畫表裡，總會有屬於我們爆發的時刻。

而我總是不喜歡上課的原因，其實不是我不想上課，而是因為我的成績永遠是最後一名，我覺得當我看到那些成績時，我沒有辦法面對我自己的墮落和無力，我就像個渾身充滿刺蝟的傷兵一樣，沒有人生目標。然而，覺得茫然的我，其實沒發現當時的自己，好像總是流露出很空虛的眼神，回過頭我才明白，我的內心世界在那個時刻，其實孤單且自卑，然而我卻錯把忙碌的玩樂當成止痛藥物服下，因為我總是沒辦法很認真地看書。

當時的我，狀態彷彿上帝起初還沒創造宇宙萬物時，世界是「空虛混沌、淵面黑暗」，雖然黑暗的夜晚是我最害怕的地方，同時我又好害怕天亮的到來，因為當清晨的光線照到我身上時，那些隱藏的事情，就會被顯露出來。而每到了早晨，我要面對的是自己每個的失敗過程，就好像這個世界，沒有我的容身之處，好像任何地方都無法真正讓我有愛與歸屬，但在這樣的生活中，上帝卻仍然為我創造了不同層次的精彩，每當我鑽入到負面的牢籠無法掙脫時，祂總是能在一些對的時間軸，讓許多的小天使出現在我的生命中。

讀五專時，我在學校附近租了一間小套房，每年我們社團最好玩的活動就是多校聯合舞展，會有很多來自不同學校孕育出來的大小舞團一起跳舞和表演，過程中我們不僅只是觀看表演，還會有許多自由舞蹈的時間，大家都熱血沸騰地用肢體語言釋放著自己的生命故事。

我很喜歡看不同舞團的表演，從風格到服裝，就像在看一部三分多鐘的人生劇情一樣，短暫且精彩，有時我們會請一些很厲害的職業舞團和老師來表演，每一年，這個活動都是我們最釋放壓力且興奮的計畫，我們會花將近半年的時間來準備這場活動，而那一次的主辦方剛好是我們學校，原本那天我們舞團的表演時間是被安排在比較後面，但在當天，要來表演的舞團臨時出了狀況，在要表演的前一刻，沒辦法抵達會場。

當時我在山下的租屋處進行梳化，花花卻打了一通電話給眼線只畫了一側的我，於是我頂著兩側眼睛不均勻的妝容，接起他的電話。他焦急地對我說：「嘿，妳可以立刻上來學校嗎？表演的舞團都還沒到，說有些人還塞在半路上會晚一點到，所以我們舞團必須去填補那些時間，如果我們舞團不馬上上場，現場會空掉，沒有人表演……但我知道妳可能會來不及，還是，如果妳來得及的話就快點上來，來不及我先調整一下隊形，我讓小歐先往前補上妳的位置，雖然好像會有點怪……妳上的來嗎？如果來不及，妳跳下一場，這場妳先休息，只有兩分鐘的時間。」

聽完後我在電話中回了他兩個字：「等我」。我就這樣掛掉電話後，頂著兩邊不一致的眼線，把我的機車騎到了學校門口，但我們學校規定是不能從非停車場的好漢坡直接騎車上去的，但……當時的時間其實來不及，如果我不直接違規騎車從校園內直接衝上去，我一定來不及表演。

所以我就這樣騎車衝到警衛室門口，我用非常堅定的口吻和語氣，並拜託警衛，我告訴他：「如果我現在不上去，我這一輩子會後悔，我有一場很重要的表演，一分鐘後開始，你可不可以登記我的學號，記我一支申誡，但是讓我上去表演，我不想丟下我的夥伴。」

現在回想起來，那時的自己真的有點幼稚且丟臉，但有時候又會覺得那時的自己有點可愛，我常在想，幸好那個警衛當時沒有覺得我瘋了，或立刻告訴教官和老師，而是偷偷放行讓我上去表演，就這樣，熱血的警衛讓我直接從好漢坡騎車到中正堂，我的車停在中正堂的正門口，上舞台跳舞時，我不是從旁邊的樓梯，我是直接從舞台正下方跳上舞台，然後我趕上了，有時候我真的覺得那時候的自己……有點帥。

更奇妙的事情發生了，後來我考上了另一間學校的二技和研究所，然後有一次我遊走在校園時，遇到了一位以前在上一間學校時一起跳舞的夥伴，我才發現他竟然和我一起考上了新學校的二技，然後我又在我們的新學校創了第二次舞團，後來更有趣的是，花花、小歐，也成了這所學校舞團的老師。

出社會後，我還是養成持續每天練舞的習慣，有一次我在醫院工作完，跑去跳舞時，剛好遇到正在教課的花花，記得那天我和他有很深度的抱怨，我告訴他：「我覺得那天的工作狀態，讓我的情緒好無力。」

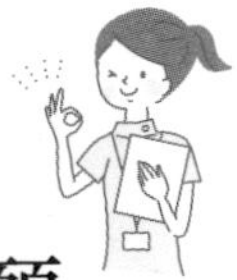

願我們每個人，都能成為別人生命中的阿禎

阿禎是我五專時，唯一的同班閨密，為什麼說唯一？因為不論我從白天到黑夜發生多扯的事情，她總是能認真當我最有反應和回饋的聽眾，例如：像是我前一天晚上，在打工的地方遇見的奇葩故事，還有一些我遊走江湖玩耍時發生的無聊事蹟。但不論故事的內容有趣與否，她總是在淡定的傾聽我所有過程後捧腹大笑，然後永遠在我身邊支持我。

要說她對我不離不棄也不為過，因為她不會看我的成績來決定是否要和我說話，也不會因為我外在行為和表現，而對我在態度上有所改變。她雖然沉默寡言、超級不愛說話，可能我講十句話，她只會回我一個「嗯」，但我知道，她其實非常認真在聽我說話。老師點名時，通常我絕對不會在教室出現，但是她每次都會快速打電話叫我起床，雖然我人還在山下的租屋處。記得在學校時，她甚至陪我一起到教官室消申誡，她好像很少跟我有福同享，卻總是和我有難同當。

像是一起當上環督幹部，卻每天在受訓的過程中，一起被罵得非常慘烈，並且被罰寫、罰站；如果早上我可能剛進入冬眠狀態時，她永遠都會在教室裡上課時，順便抄一份我的筆記。

因為她知道，我不是在玩耍，就是在去玩耍的路上，但不知道為什麼，我每天都有非常多奇妙的故事忍不住想和她分享，而她只是每次聽我講完很多故事後，就會很真心地笑出來，然後陪我一起偷偷去練團室玩；如果熱音社有活動，她會跟我一起去看很帥的學長彈奏樂器，後來漸漸地，我們開始一起參與非常多的社團活動，她也開始玩樂團。

我只記得，五專有她在的每一天，真的絲毫不無趣，她還是電玩高手，湯姆熊裡的機台，我每一台幾乎都玩不過她，不是因為她很愛玩，而是因為她很聰明，她既可以很安靜地讀一整天的書，也可以很認真地和我一起玩很多遊戲，而且她永遠都會把我的事情當成她自己的事情處理，但她的成績總是很好，我還記得有一次我們班辦了一場大型的聯誼活動，好多男生來認識我，都是為了跟我要她的電話和無名小站。

除此之外，她真的非常講義氣，每一場我的表演，她都會在台下幫我拍照記錄，然後每一次不管我說了多無聊的故事，她都能笑得出來，很多年後我問她：「是真的很好笑嗎？」但不管如何，她都還是會很真心地笑出來。

記得她最常說的一句話就是：「妳的故事其實可以寫成一本書。」

但她或許不知道，每當她願意聽我分享那些故事時，都會再次啟動我內心深處的信心。其實，在夜深人靜，我回到七坪大小的租屋處時，我總是在用很多的方式和藉口掩蓋我的不想努力。但這種不想努力，有時是因為當一個人墮落到谷底時，如果沒有人願意拉你一把，其實你會陷入一種很極端的情緒和感覺，彷彿這世界上沒有人可以懂自己，或許那時候年少輕狂不懂事，以為人生只需要美酒和佳餚，上帝卻放了一個朋友在我的生命當中，也是影響我很深的一位小天使。

而記得有一次她陪我走進英文課分班的教室，當然她是前段班，我是後段班，那一天我走進教室後，拜託她在外面等我，讓我把包包從教室內移動到窗戶旁後，請她在窗外幫我接住包包，再把我的包包放在走廊，然後我就可以藉著假裝要上廁所的名義，拿了包包後一去不復返，其實當時是因為我真的很想去打工的地方找同事們玩耍，用簡短的語言包裝就是：「我想翹課。」後來阿禎突然覺得那天我們教室的氣氛很嚴肅，於是她問了我們班的同學才知道，那天是我們後段分班的英文期中考試，然後就這樣，連我的考試都是阿禎帶我去考的，因為我連考試的日期都沒記住。

我常在想，如果沒有阿禎，我可能……真的早就休學了，而英文考試那天，我根本來不及作弊，我想了一百種方法，像是寫在桌子上、褲子的腿上、橡皮擦上，但都完全來不及。我想，那天上帝也絕對不會讓我作弊，因為我知道，如果我真的作弊，一定會被老師抓到，因為我從小到大，所做得每件投機取巧的事，到最後都會被上帝管教，絕對會被發現，所以在五專時我從來沒有作弊過。

但我幾乎每一個主科都被當掉，所以在那五年，我從來沒有放過暑假，因為我的暑假永遠都在暑修，我的座位前後左右坐的也都是跟我很好的、在別班的朋友，但我們想作弊也沒辦法，因為班上沒有一個人是會寫的，於是當天一起考試的原班人馬，全部一起暑修，但也因為那一科被當掉，我沒辦法順利的在那一年暑假，和阿禎一起參加護理師證照考試。

在這個過程中，我想，我們每一個人都可以成為那一個溫暖的阿禎，因為一個人現在的成績不代表未來旅程的結局；成績也不能決定你人生的價值，更不是你選擇朋友的標準。因為就算我考零分，在五專的這五年當中，阿禎從來都沒有戴上任何審核的眼鏡看我，對我說話也總是不會用任何指責的語氣和我說話。

或許當時我沒有真的休學，也是因為上帝把這麼一個好朋友放在我生命中，當然成績很重要，因為在未來申請學校時就會發現，當別人拿著錄取通知書開心地慶祝時，你只能默默在旁邊看著這一切的發生。但我想，如果在高壓的護理學習環境中，如果沒有這樣一個溫暖的好朋友，我應該沒辦法堅持到此時此刻。

有一次在博班上課的課程中，老師說了這麼一段話：「人生有不同眼鏡，從你們的研究中，可以看出你適合配戴哪一副眼鏡，透過哲學觀點讓你們更加了解自己，所以要區辨你們的觀點是什麼，用現在的方法學，可能會隨著不同的年代產生不同的方法，而知識會不斷的改變和演進。」

這段話深深震撼了我，因為我發現，原來這些年我一直戴著有色的眼光在看待自己，當我覺得我自己成績不如別人時，我就戴上了一副度數不夠的眼鏡看自己。而當我越這麼去相信時，我就越沒有辦法靜下心來唸書，然而阿禎卻是拿掉世界的眼鏡、用信心在看我的過去和未來，因為從她鼓勵話語和肯定的眼神中，我好像可以看到自我的價值。

人生總有一些時刻，我們會找不到方向，但是我們從每一次的自我對話中，可以看出我們內在的本質，這些事可以延伸到我們在未來踏入醫學領域時，讓我們做出和別人不一樣的護理價值。

我很幸運在求學時期如此叛逆的過程中，遇見了阿禎，期待我們每個人都能遇見能一起互相支持的夥伴和團隊，就像我教會的小組長美珍總是教導我，妳要抓住團隊的支持，不然一個人時會很容易跌倒。

我想，我現在終於理解，如果我們能夠在學生時代就明白團隊合作的重要性，就會在未來工作，需要急救病人時，選擇信任自己的夥伴，而信任是要從根基建立，如同信心的根基需要扎根，如果我們沒有培養相互信任的能力，便會在戰場上失焦，因為醫療的球場上，永遠沒有單打獨鬥的勝利。就像專科護理師依照醫師的指示下，開立完醫囑後，需要和護理師溝通討論，有時需要聯絡其他團隊，包含呼吸治療師、營養師等，而醫療業是一個需要信任和互助的職業，專科護理師更是需要從小被培養信心和信任，因為救活一條生命，絕對不會只是一個人的事。

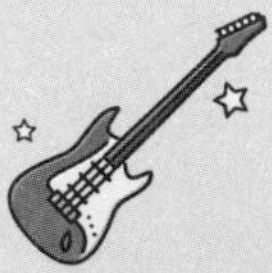

» 有人攻勝孤身一人，若有二人便能抵擋他，三股合成的繩子不容易折斷。

——傳道書第四章第十二節

» 人為朋友捨命，人的愛心沒有比這個更大的。——約翰福音第十五章十三節

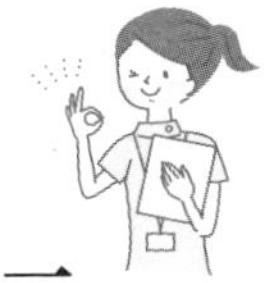

二十歲那一年，我在童話故事的城堡中，開啟了另一個旅程

長大後的我，總是喜歡回過頭看童話故事，一方面在複雜的商戰醫療體系世界裡，總有那麼一些曾經想躲回舒適圈的片刻，我悄悄地守護著屬於自己的那份單純和理想，然而在某個夜晚突然回想起，童話故事中其實存在很多醫療課題。

首先，被紡織車針扎的睡美人，是否施打過免疫球蛋白？是否該執行針扎流程？如果睡美人昏迷，是否有呼吸器設備的需求？而沒有晨間口腔護理的睡美人，王子是否親吻的下去？如果沒有人幫她翻身，是否會有壓瘡？

而白雪公主吃蘋果後，是否不需要王子的拯救？如果有人及時為她進行哈姆立克急救法，是否她就可以過上自己的美好人生，選擇自己所愛之人，甚至嫁給城市獵人，每天行走江湖？又或是白雪公主因為被哈姆立克急救法所救治，因此她決心投入到南丁格爾所在的醫療行業，嫁給一個醫師後，在森林裡周遊江湖、懸壺濟世，而不是跟王子過著幸福快樂的日子？也或許可以研究出小矮人是否是因為生長激素的不足導致的侏儒症，還是因為第四對染色體上的基因發生缺陷所產生的變化？

其實醫療圈也可以很童話，因為在白色巨塔的長廊，其實就像城堡中的世界，有官僚體制、有爭奇鬥豔、有權利鬥爭、有明爭暗鬥、有真摯的友情，也有甜美的愛情故事，然而每天在不同城市的白色長廊中上演的故事，卻在每個醫療人中，留下一輩子深刻的記憶，也是永恆不變的命定。

不論到哪裡，一日護理人，終生護理魂，而用童話故事做為開場白的原因，是因為在我實習的過程，真的好像童話故事，裡面有公主和王子、後母和騎士，但童話故事的結局都是美好的，因為最終，小專科護理師過著幸福且快樂的日子，在醫院這座城堡裡。

然後我在充滿公主夢的夢幻故事中，踏入城堡開始灰姑娘的實習生活，二十歲那年，成為改變我生命的第二個轉捩點，如果沒有她，沒有那位溫暖的學姐，或許沒有今天的我。

我的實習啓蒙老師非常的嚴格，當時我們實習生沒辦法使用電子血壓計，只能用手動式血壓計，當時我每天的工作，就是和老師搶血壓計，搶得到才能量，搶不到血壓計的同學，可能就會一整天沒有工作，或是要一直在病房中找其他事情做。因為在不學習的情況下，會無意間覺得自己好像沒那麼有價值，於是，積極主動和自己找學習目標，成了我們每天實習的常態。

其實我很早就知道，我的老師用心良苦，因為她用這樣的方式訓練我們，是為了讓我們對護理有更多的熱忱，以及讓我們在面對困難和挑戰時，懂得迎接而不是逃避，更多的是，老師想訓練我們的主動和積極性，雖然曾經有同學不能認同這樣的方式，但是我卻非常感謝這位老師，她的做法非常特別，很適合當時不那麼積極主動的我。

記得每一天的早晨，醫院裡的護理站都會開例行性的晨間會議，而當時和我一起實習的同學大約有五個，我們每天總是一起戰戰兢兢地把普通的護生實習，變得很像是要上戰場打仗，我隱約記得我五專二年級要去見習的前一晚，我在家和爸媽哭著說：「我想放棄護理這條路。」哭的原因是因為我同班同學說，她聽學長姐說見習非常的可怕。

然後就在我們全家人陪我一起面色凝重地整夜哭泣後的隔天，我發現我的見習生活其實快樂到不行；後來在我要實習前，當我和我爸媽說我有點害怕時，我就像被自動忽略的空氣一樣，他們好像已經對我庸人自擾的淚水習以為常。

但……那些淚水卻沒有白流，記得我們在實習時，每次從宿舍一起走出來戶外，面對陽光時，每個人的表情，我至今都記得。在耀眼的陽光中對比了我們面對實習所產生的黑暗情緒，就好像大家一起失戀的那種狀態，然而，我們下班後的臉就好像又再次戀愛了那種感覺。

晨間會議中，我們通常都會拿一張白紙，想辦法把所有病人的重點全部記錄下來，雖然多半我的筆速完全跟不上學姐的語速。

有一次，在晨間會議結束後，老師把我們大家叫過去會議室，她當時嚴肅的表情，也讓我很難忘記，當時她點名我並問我：「妳今天打算要做什麼呢？」

我默默地拿起我的小筆記，我緊張顫抖地回答她：「今天……某床病人今天……

疑似要點眼藥水，我……我想幫他點。」我心虛地回答著。

但老師又繼續問我：「妳要怎麼做？」

我回答她：「用棉棒……？」說實話，我真的沒把握，那時的我其實不知道眼藥水要用棉棒，但是我隱約記得前一天我在病房亂晃時，有位學姐給了我一個機會，學姐問我：「學妹，妳要不要點眼藥水呢？」然後就在我要往病人眼睛點下去的剎那，她遞給我一支棉棒。

就這樣，我在實習時第一個給的藥物，是我平常每天會幫自己點的眼藥水，因為喜歡玩到深夜的學生都知道，必須養成點人工淚液的習慣，不然隱形眼鏡會很乾燥。但我的方法就是，用很髒的雙手把自己的眼睛打開，然後用力的擠好多滴下去，我從來不知道原來一瓶眼藥水的使用可以如此的嚴謹，不僅有間隔的時間，還有位置的拿捏。

也在那一天，我得知原來眼藥水要用棉棒才能點下去，也因為一瓶眼藥水，我認識了一位影響我深遠的學姐，因為那天我記錄到有病人要點眼藥水這件事情，所以老師鼓勵我，把我分配給一個非常優秀且漂亮的學姐協帶，那段時間，我一整天都跟著她工作，她就像在帶拖油瓶一樣帶著我，但我特別感謝她，因為她在工作中的那些榜樣，讓我從此對這個行業產生堅定和熱忱。

所以從一瓶眼藥水中，我明白這個行業的價值和重要性，因為機會是留給準備好的人，就像灰姑娘雖然被關在一個看似沒有浴室、化妝品、香水的世界，也沒有保養品可以敷面膜，她的手卻沒有長繭，永遠在最適合的那一刻，用她準備已久的玻璃鞋，一舉拿下王子。

而花木蘭如果從小沒有喜歡習武的那顆心，和勤快練習的毅力，又怎麼能在一次又一次的戰爭中，打敗高大的匈奴士兵？

如同聖經中的大衛總是在能在小事上忠心，在預備自己的過程中，建立和上帝的關係，以至於身材嬌小的他，也可以打敗高大的巨人；如同耶穌在很小時，就知道自己有天要上十字架拯救世界，所以在地上的這些日子，祂沒有一天是不為了那一刻做準備的。

所以在二十歲的那年，我深刻地體會到，機會永遠不會自己走向我，而我除了把握住每個機會外，也要時刻準備自己，如同專科護理師勤練近一年，甚至多年的

OSCE 考試後，只為了上台演出的那十五分鐘，而那十五分鐘，很有可能決定大家的一生。

回到這位學姐，她的特別之處在於，她每發一顆藥物，就會問我作用和副作用，以及藥理學和疾病知識。我曾經覺得，我對那些藥物會如此熟悉，應該多半和她當年的訓練有關係，雖然當年十顆藥物中，我的回答裡有九顆都是錯的，然後她就會繼續讓我猜到對為止。

我想，她工作這麼忙碌，為什麼會願意和一個小實習生說話呢？還時不時關心著我的日常生活，就這樣一直到現在，她永遠是那個最支持我，也最挺我的人。

回想十年前的那一天，她手中的病人突然出現突發性的胸痛，而在她冷靜打電話的過程中，我很訝異，因為病房所有醫師的公務機電話簡碼，她全部都背了起來，當時的她，不是告訴醫師此病人的症狀，而是直接問醫師，是否要抽什麼血液和檢查，把這些檢查和抽血項目一字不漏的問了醫師。而醫師抵達現場時，也對這位學姐非常信任，那天醫師所開的檢查檢驗項目，都是照學姐所下的醫囑開立，而學姐對於病人的嚴謹、處理過程，以及臨危不亂的思考模式，讓我深深地被感動，對於一個小小實習生來說，這是一件非常神奇的事。後來，因為那週的實習，讓我決定要當上護理師，走入這個行業，而我也從她的身上學到了一輩子的技能，且那項技能也是我覺得非常寶貴的。

隔天她一如往常地推著藥車去護理站發藥，後面帶了一個懵懂的小實習生，就在發完藥後，她突然觀察到那位病人的心情有點失落，然後她輕輕地坐到病人的旁邊，和她聊天，並且一直唱歌給她聽，甚至帶著她一起唱，那時她小小的舉動，卻讓這位病人一整天都有很好的心情，會知道病人的狀況，是因為我一直忍不住對和她一起唱歌聊天的病人做整天的觀察。

我發現病人不僅有很好的情緒，也從一個不太願意配合治療的病人，進階到會主動和醫療人員談論病情。其實，這些年每當我遇到臨床挫折時，都會想到這位學姐帶給病人的勇氣，以及她對這個行業的用心和熱忱，直到現在，她都是我非常好的朋友，也是過去到現在，我最尊敬的學姐。

而從那一站帶我實習的老師身上，也讓我明白，在臨床上，不主動積極的人，沒有工作的權利。在多用一份用心的同時，也能增加自己在工作上的品質，而在這樣的過程中，也會讓自己變得更加的茁壯。

在學校，總是聽到老師說：「護理是一門藝術」，但對我來說，護理是一門最高階的服務設計，我們設計護理的價值，是為病人帶來合適的品質，我們雖然遵照醫囑給予護理措施，但我們在給予的過程中，可以不斷地腦力激盪，思考如何呈現每一個好的服務。

如同雲端設計醫療；如同幾十年前美國的電子給藥系統；如同有些國家在設計護理機器人的同時，將一些可提供的服務加進護理服務項目；如同給予病人藥物時，我們也能和她一起唱一首歌、和她說一段故事、陪她一起寫心情日記、和她一起聊屬於她的興趣，而在每個我們投入其中的過程和時刻，總是會為自己的當下和未來，帶來不同的感受，而隨著這些感受和經驗的積累，最終在我們不斷往前走的同時，除了更新我們腦袋中的思維境界，也更加讓我們在臨床的每個時刻，都像是一場奇妙的旅程。

很多人問我，為什麼博士班會報考國防醫學院？其實真正的原因，是因為這裡是我的起點，所以我沒有報考任何其他的學校，只報考了國防醫學院，因為那一年所有開啟我另一個旅程的故事，都發生在這裡，然後我回到了最初的起點，遇到了當年的妳，所以我想用這一段故事，謝謝十年前的妳。

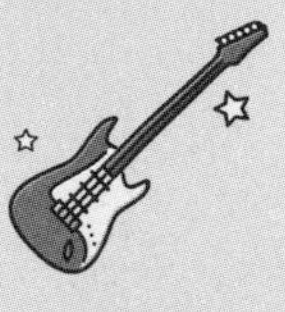

以知識使深淵裂開，使天空滴下甘露。——箴言第三章第二十節

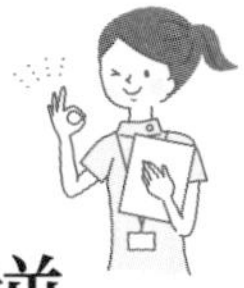

逆襲的故事，永遠不會只失敗一次就成功

唸書時我有個特殊的嗜好，就是愛打工，我做過非常多種類的工作，不是因為我缺錢，也不是我家裡經濟狀況的關係，我就是想讓自己有多一點的社會歷練，雖然回過頭，我有點後悔當時自己為什麼不多唸點書，但我特別感謝那時候的自己。

直到唸了博士班才知道老師的偉大，更明白要如果想要變成一位老師，需要經過多少次的磨練，和付出比旁人更多的努力。不僅是碩博班的訓練，還有須投稿論文的壓力，以及各種困難的課程，而學生卻不只是需要會做事和會寫作業，有時還需要會做人，因為關係的重要性，永遠擺在事情的前面。所以每天不僅是課業壓力，還須注意許多大大小小的學業小撇步，而每個需要注意的地方，其實繁雜且細緻。但是我很感謝上帝，在我五專畢業後，就從二技開始一路唸到博士班，中間過程沒有太多間斷。

就讀五專時，我總是自以為自己的想法很正確，但那些沒有理智的自我放棄，卻讓我在每年的寒暑假，被迫讓自己組了暑修團，就是我們全年級中有一群，偶爾喜歡打扮、有時愛上一點妝，喜歡在上課時間，聚集在頂樓聊天的夥伴，我們稱這個團體叫做暑修團。我現在特別懷念和他們一起快樂上課的日子，而我也真心地很珍惜這群，有著共同夢想和理念的朋友，雖然一起暑修並不是光榮的事，但對我來說，那就是我的青春、我的回憶，也是我在長大後，回過頭，最難忘的一段時光。

我以前總是覺得，好像跟書扯上關係的所有人都不夠酷，那一年，我遇到一個新的班級導師，她剛剛來這所學校任教，也是第一次接任班級導師，當時或許因為我是康樂股長的關係，她有一些事情會交代給我做，印象中我就像她的助理一樣，使命必達。有時我總覺得，她和我講話就像朋友一樣親切，直到有天早晨，我在租屋處照鏡子後，突然覺得我的頭髮真的沒辦法見世面，但因為我平常把打工時間安排得非常滿，幾乎沒時間可以處理我的頭髮，於是我忍不住的翹了她的班會課程，跑去找一位熟識的設計師，順便染新的漂亮髮色，但後來，老師卻打了一通電話給我，她問我：「為什麼沒去開班會？」

我就很誠實地告訴她：「我跑去打工，因為我的頭髮真的很醜，所以我跑去染了頭髮。」當時我以為她就像我的朋友一樣，所以我可以直接和她請一堂班會課的假，跑去染頭髮，但是我想多了，她當時非常生氣，但我沒想到的是，她打了一通電話責罵我的媽媽，她直接告訴我的媽媽，如果我真的不想讀書、只想打工，就請我的媽媽替我辦理休學。

而媽媽接到電話時非常難過，或許我也知道她會很難過，因為我的媽媽其實也是個老師，還是個溫文儒雅且才華洋溢的讀書人，也是位能歌善舞的音樂老師。生活中，她非常有禮貌且自律，同時也是一位自我要求非常高的人，雖然她從小對我的要求也不低，卻仍然給我很大的空間，讓我盡情發揮。

但接到這通電話時，她雖然非常難過且有點憤怒，卻也仍然替我在老師面前說情，她告訴老師：「雖然這件事情是她的錯，但有一部分也是我的責任。」當時媽媽替我扛下了我不成熟的錯誤，也替我承擔了老師憤怒地辱罵，她平靜地告訴老師：「我會給予她相對的管教和溝通，但是希望老師能先找她了解事情會發生的原委。」

她和老師說，這件事情是她的責任，所以她會了解我目前的狀況，但畢竟因為我處在這樣年少輕狂的階段，或許我需要一些因材施教。

我媽媽繼續和老師說：「我覺得每一個會發生的事情背後，都有一個源頭，所以我想先了解她發生什麼事，以及她為什麼會去這麼做，我覺得她會做的每一件事情都有一個原因，所以我不想用太情緒和不理性，以及不溝通的方式來教育她，更無法直接讓她辦理休學。」

她接著說，因為她從小帶過我，所以她能夠理解我，她語氣稍微頓一下，繼續對老師說：「我這個孩子不壞，就是有時需要教育和關心。」

我媽媽繼續和老師說著：「她一個人在外面租房子，或許她有遭遇到什麼樣的事情？這部分是否可以讓我先理解一下呢？因為如果直接讓她辦理休學，這勢必會斷了一個未來可能充滿前途的學生，她讀的是護理系，會不會我們就此扼殺了一個未來可能會成為救很多人的護理師呢？」。

媽媽對老師說這句話時，我偷偷在門邊聽著，她和老師說：「我會了解情況，但是除非她自己不想唸書，不然我不會擅自替我女兒做任何決定，包括她是否繼續就讀，很謝謝老師。」

就在她們結束通話後，我鼓起勇氣在門口打了一通電話給我媽媽，我不敢當面看著她，因為我好害怕當面看到她對我失望的眼神，但當時媽媽卻沒有指責我，她只是透過電話問我：「妳在哪裡呢？錢還夠用嗎？最近有沒有遇到什麼樣的困難需要幫忙的？希望妳有空可以回家看看。」

媽媽說，不論任何事情，她和爸爸都會非常支持我，只是，希望我的所有事情都必須讓她們第一個知道，因為她不希望透過別人來知道我的事情，於是我當場開門衝到我媽媽的面前大哭，我告訴她：「我其實今天翹了課，而且我真的好喜歡和跟我打工的朋友們一起玩，因為只有在那一個世界裡，我才是被接納的，因為我感受到他們是真心地把我當朋友。但是每當我踏進學校時，除了阿禎，以及一些別班的朋友外，我在學校其實有段時間，覺得特別孤單，我好害怕別人看到我時，那種鄙視的眼神，我也從未有過真正的信心，因為我永遠都考不到好成績。」

當時，我的媽媽卻對我說：「小時候我記得妳是個很聰明的孩子，妳總是能夠舉一反三，而且我其實很欣賞妳的善良，對我來說，好的品格比任何事情都重要，我今天不會因為妳考不好而責罰妳，但是妳要學會對自己的人生負責，因為爸爸辛苦賺的錢當中，有一半以上都讓妳拿去唸書和補習。妳知道，補習班老師曾經有打電跟我說，妳那天翹了補習班的課，所以我那天上了妳的無名小站，後來我才知道，妳去參加樂團的表演，我一直想找機會跟妳談這件事情。其實我和爸爸從妳的無名小站上看到妳表演的影片，我們都覺得妳能找到喜歡的事情。我們很開心，因為我知道妳從小就很喜歡音樂，記得從音樂班離開後，有一陣子妳都不想再碰跟音樂有關的所有事情，所以我們很難過。

直到那天看到妳為了一場表演而做出的努力，這就是妳負責任的表現，所以妳看學校老師在準備課程的過程，就跟妳努力練團是一樣的，如果妳那天準備了很久的表演，台下沒有任何觀眾；或是答應妳要去看妳表演的朋友，臨時因為一些不足以構成理由的那些理由，而沒有到現場時，妳是否會有不被尊重的感覺呢？那天我看妳的網誌是這樣打，妳說妳到了表演的現場，主辦單位卻沒有提供爵士鼓給妳們，但妳們整個樂團為了一場公益表演，大家走到很遠的地方，親手搬了兩趟的爵士鼓，只為了一場公益活動的表演；我記得妳也曾經在幾場表演中反覆告訴我，妳不能拋下妳的團員，每次我不讓妳去打工，妳總是會告訴我，妳不能對工作不負責任，所以那天我被妳網誌上的文字所感動了。

但是妳知道，負責不是挑自己選擇的去做，因為妳要先做妳該做的事情；才能做妳想要做的事情。妳必須練習對每件事情負責，在小事情上選擇忠心，如果妳能在接下來的一個月做到這兩件事情，我可以讓妳繼續邊打工邊上課，但前提是妳不可以再翹課了。而這件事情，妳必須和老師真心地道歉，並寫一份悔過書給她，同時再影印一份給我。如果妳做不到，那我們可以考慮一下，是不是讓妳的打工先暫停，如果妳是因為缺錢才去打工，那我願意為了妳的學業去幫妳打工，但如果妳只是因為想和朋友們一起玩，那妳必須為了和同伴在一起玩這件事情上，做到妳該負責的事情。」

而從那天開始，為了打工，我開始認真地去學校打卡，然後阿禎依然持續聽我分享每天好玩的故事，然後笑著跟我說：「妳出一本書吧」。

而在我媽媽對我深刻的教導，和幾小時的促膝長談後，我也深深地陷入自責，一方面覺得，我怎麼會做出如此讓人不省心的事情；另一方面，我覺得因為我自己的快樂和不成熟，讓那個幫我付出學費的父母備感失望。我想，當我的家人接到老師的電話時，是如此的難受，我捨不得他們代替我被羞辱，我也不覺得他們應該要替我承受我所做錯的事情。

所以在當下我醒了，我也深刻地反省，雖然當時我還是一樣特別愛打工，但是我知道，我不能因為和課業無關的事情影響到我的學習，於是我敲了老師辦公室的門，親自和她道歉，這件事情最後還是讓我被記了過。但同時，我也告訴自己，我不可以再如此荒唐下去，當時的我真的在放假時，一天打好幾份工，在擺路邊攤時，我一天要躲七八次警察，推著好幾個很重的攤子。記得有一次下大雨，也是颱風天，整條街道上就我一個人出攤，下著很大的雨，我自己一個人撐起做生意用的大傘，但就在撐傘時，我的衣物已經濕透，只有一些仍然開店的店面跟我一起營業，我很感謝某一間店裡的老闆，她拿了件新的外套送我，還跟我買了幾樣東西。

當天我記得我的營業額達到六千多塊，總共站了十二小時的攤，淋了好幾場大雨，事後得了重感冒，當天我也只賺時薪九十五元的打工錢。記得當時我被大雨掃進傘內的雨水弄濕了飯盒，因為出攤沒有椅子，所以我站在路邊吃飯，有隻老鼠從我的鞋上爬過，有幾隻蟑螂陪著我一起用餐。

當有客人來時，我的便當裡就被充沛的雨水覆蓋，但因為下雨天，沒有店家願意外送，記得我當時用非常感謝的心，吃著眼前的飯盒，而我卻只是永遠記得，那一天氣溫很寒冷，但我卻記得收到店家送我外套的溫暖，以及淋著雨卻願意和我買東西的客人，那一刻我真正的明白，原來生活中，沒有不勞而獲的得到，也沒有努力就有收獲的工作，但人生如果停止努力，就永遠無法感受生命的衝擊和體驗，也沒辦法享受靠自己努力獲得的那種深刻的快樂。

有了這些經驗我才明白，原來能坐在醫院的移動式椅子上打記錄，是多幸運的事，治療車和我曾推的攤子比起來，也輕省很多，那些固定出現在我帳戶裡的薪水和獎金，比我拚命地叫賣，才獲得不到三分之一的薪資，還要讓人感動。沒有煙味、沒有雨水，能坐著在醫院裡的討論室用餐，讓我覺得真的很幸福，以及能夠用智慧救助每一個病人，比起那些曾經只能用勞力獲得的報酬，讓我更加覺得踏實且珍貴。

每天吹冷氣，不用風吹日曬，有著完善的工作體制，對我來說，那些曾經小時候的回憶，也幫我鋪了未來的道路，因為我永遠記得，二十歲那年我踏入醫院的那一刻，不管被責罵得多慘，我依然掛著發自內心的笑容，因為我知道，真正的辛苦，並非我們所以為的此時此刻。

這世界有很多不同的聲音，那些充滿標籤的記憶在無數個黑夜裡，成為我內心深處的風景，扎根著、控告著，我每一個失敗的過程，當這城市漸漸模糊了起初上帝創造我的樣式，冰冷的愛讓一無所知的我，找不到可以隨風搖曳的理由，剩下的只是褪了顏色的怦然心痛，然而，我卻在這樣迷失自己時，將屬於那個季節的故事濃縮在腎上腺素的針劑裡，直到注射下去的那一刻，讓生活再一次恢復心跳。

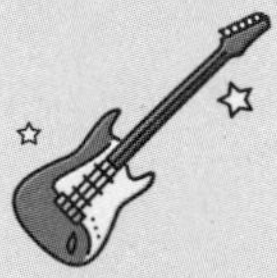

人心籌算自己的道路，惟耶和華指引他的腳步。——箴言第十六章第九節

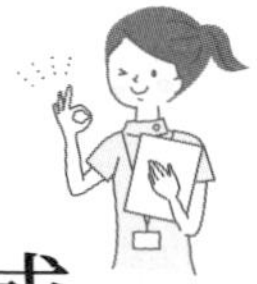

或許那時僅存的勇氣，是我唯一所剩下的行囊

進入職場工作前，我曾有一段時期，找不到踏進醫院的勇氣，我不確定自己是否能勝任這份工作，也不確定我是否真的能進去醫院，這條道路對於當時的我來說是迷茫且令人害怕的，我沒有十足的把握，因為那些負面地聲音不停地對我說：「妳做不到的，妳的人生不可能被改變。」

從過去的實習和打工經驗中，帶給我的震撼教育讓我明白，許多機會必須要自己去爭取。

曾經有人告訴我：「一個做大事的人，必須學習在小事上忠心且不拘小節，如果想要改變現況，必須付出比常人更加百倍的努力，如果想要在護理界做出屬於自己的品牌成績，就必須要有扎實的基礎和扎根的學習。」雖然我下定了決心，但還是缺少了一股行動的勇氣。

那天，在我即將做決定前，我不知不覺地回想起我曾在社區實習時發生的故事。當時，我去了一間在我們家附近的衛生所參與實習，而那天早上，老師帶我們去探訪了一位爺爺。

那個爺爺的家，是一間非常簡陋的開放式鐵皮屋，就算沒有下雨，也可以感受到充滿潮濕的氣息。除了皮屋會漏水外，那位爺爺的眼睛幾乎失明，耳朵也呈現半失聰的狀態，我就這樣看著他，在一個我無法想像的簡陋小空間裡，走進去後我發現，空氣中散發出濃厚的異味，裡面卻沒有洗手間，洗手台的水關不緊，不停地出現滴漏到地板上的聲音。

據說爺爺洗澡都是幾天才能洗一次，有衛生所安排的社工人員協助並關心他，但一週大概只能來兩到三次，會幫他煮飯、協助他更衣沐浴。但……那天，我親眼看到爺爺電鍋的飯上爬滿了蟲子，但他完全看不到，然後就這樣在我面前，他準備吃下去。

記得老師沒有在一開始時阻止我看到這個畫面，但是我知道，那天老師在用生命教會我這個行業的意義和價值，因為那一刻，總是很愛裝酷的我哭了出來，我打掉了爺爺整鍋飯，我告訴他：「你不要吃好不好？」

但是爺爺聽不到，爺爺好像沒有任何感覺一樣，想要繼續找他的飯，他再次摸著他身邊的物品，好像不用眼睛就可以看到身邊所有的東西，就這樣慢慢地摸著，回到了電鍋的旁邊，然後再次抓起充滿蟲子的飯想要吃。

這時老師才從她的袋子裡拿出早就買好的便當，然後牽著爺爺坐到床邊，一口一口的餵他吃飯。記得那天我久久無法離開那個鐵皮屋的門口，我心想：「如果我的家人因為我的不努力，未來等他們老時，就會住在這樣的地方，吃著爬滿蟲子的飯，沒有人關心他。當颱風來時，或許他會被淋濕好幾個夜晚，因為就算我們好心拿被子給爺爺，也無法真正溫暖他內心深處的寒冷。」我不敢問爺爺是否有其他家人，我也不敢問老師關於爺爺的事情。

但是我記得那天回家後，我抱著我媽媽大哭，哭了一整夜，而我的心就像一個記憶卡一樣，將這件事情存在深處，不敢輕易地回想，因為每當我回想一次，我就會忍不住再次走到那間鐵皮屋偷偷看爺爺，偶爾送個便當給他，偶爾在天冷時拿好多被子給他。

直到後來我發現，我越來越害怕去看爺爺，因為他會讓我想起外婆。然後從那天開始，我才發現我其實很膽小，我好害怕有一天我到了現場後，突然發現爺爺和外婆一樣去旅行了，但其實我從小就沒有看過爺爺和外公，而在我內心深處最柔軟的地方，其實一樣想念著那從未見過的家人。

那天，我在校園徵才的名冊上簽名後，我收到了電話通知，而當時有個聲音在心中燃起，在我心裡發酵，那個聲音告訴我：「如同妳實習時一樣，妳要在小事上忠心」，我知道那是上帝的聲音，祂告訴我：「妳做在人身上的，就是做在我的身上，所以孩子，別怕，妳要去我要妳去的地方，我會一步一步地帶領妳，因為我已經戰勝了這世界的所有生死，所以這是妳戰勝恐懼和過去唯一的方式，我會帶領妳，也會訓練妳，因為在妳裡面的會比在外面更大」。

在那一天，平常不太禱告的我，突然跪在自己的床旁開始禱告，而當我哭泣的那一刻，上帝又再次對我的生命交流，我想起了最後一站在社區實習遇見的爺爺，同時也想起了我的外婆。

隔天早上，我在餐桌上和爸媽吃飯時，一直看著我媽媽的臉，然後內心開始上演無數個小劇場，我心想：「如果我不從現在這一刻開始改變，會不會我就只能一直停留在那一個，永遠學不會負責和承擔的孩子？如果我努力一點，會不會可以讓我爸爸媽媽住在漂亮的房子裡，不用住在鐵皮屋？」

當回到和家人相處的記憶深處裡，我似乎看見了這些年他們在我叛逆的背後，在每個夜裡留下的眼淚；當親朋好友在我爸媽面前嘆息著我的不如別人時，我的父母總是給予我無數個信任，而且每一次，上帝都會剛好讓我聽到和看到。

記得有一次，有人在他們面前說：「可不可以讓你們的女兒不要靠近我的孩子？我覺得她真的沒救了，你們也真是辛苦，養出了一個這麼不成器的女兒，可惜了，看她長得好好的，怎麼像個太妹一樣？」

這時我媽媽笑了一下，然後溫柔地告訴那個嘲笑我的人，她說：「我相信上帝自有安排。從小到大我對她沒有別的要求，但我唯一能做的就是為她禱告，我每天都會為她禱告，然後我相信，上帝自然會帶領她。」

那位聽我媽媽講完這句話的人，用非常嘲諷的眼神和我爸媽說：「可能有什麼樣的父母就有什麼樣的小孩，會不會是你們的教育有問題，我覺得孩子會這樣，通常問題是出在父母身上。」

然後我媽媽繼續和她說：「我相信上帝會把屬於她的生命果子放在她的身上，我能做的不是控制或掌控她，因為我希望她善良且快樂，我不希望她發生事情時我是最後一個知道的，但我相信她會懂，我也相信她會明白，最重要的是，我相信上帝會帶領她走過這趟旅程的每一步。」

而我的媽媽雖然是老師，她卻好像永遠都用很特別且不太一樣的方式在教育我，她總是告訴我，她好欣賞我的開朗和熱情、她好欣賞我的創意和善良、她好欣賞我永遠都很講義氣地為朋友挺身而出。雖然我的媽媽總是把我所有的不好變得很美好，但在她的教育中，就是在生活中漸漸地建立我每一個生命的過程。

在每一個故事中，都好像生命的雜質被重新過濾了一次，就像她總是告訴我：

「要保守自己的心，也要保守自己的身體。」有一次我去外面和朋友玩，不小心因為車速太快而受了擦傷，回家時她沒有罵我，但她卻告訴我：「每當妳坐上車速很快的車時，我們都必須要承擔失去妳的風險。」

媽媽總是說：「妳是我們家的公主，所以如果妳不小心落難了，沒有王子會救妳，只有父母會為妳哭泣，因為那是上帝在保護妳，而且如果妳受了傷，上帝會非常難過，因為祂真的很愛妳。」

就這樣我發現，即便我在我爸媽面前裝得多乖巧，他們總是看破不說破，就好像印驗了聖經中所說：「隱藏的事情沒有不顯露出來的。」但他們好像總是相信有一天我會長大成熟，並且蛻變，而我卻從這些一點一滴的故事中，漸漸地找回了存放勇氣的行囊。

生活總是在不經意時和許多感動擦身而過，當世界逐漸黯淡、青春剩下了孤獨，即便獨自黯然神傷，卻失去了可以肆意任性的理由。那些我們被感觸奪走的愛與不愛，讓我們連血液也失去了溫度，寂寞成了他在世界看到的最後一個風景；失去了可以乘風破浪的浪板，只剩下一塊無法承載粉身碎骨的浮木；時間被漸漸流逝的生命衝擊，而那樣的力道，足以衝擊著高位頸椎的神經，讓生命的語言漸漸被癱瘓。

於是那天我選擇踏進了冰冷的醫院，因為我想復甦的不只是人類的心跳，而是那被吞噬掉的，屬於每一條靈魂該有的感動，並幫助每個人，活出生命旅程中最後的尊榮。

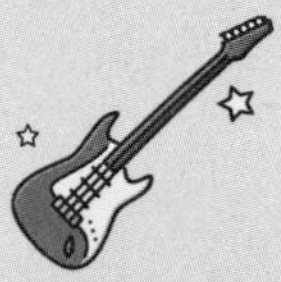

我雖然行過死蔭的幽谷，也不怕遭害，因為你與我同在；你的杖，你的竿，都安慰我。在我敵人面前，你為我擺設筵席；你用油膏了我的頭，使我的福杯滿溢。——詩篇第二十三章第四至五節

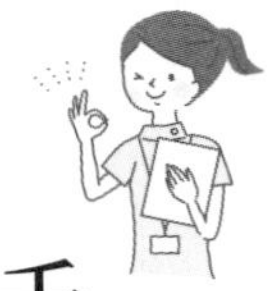

千里馬很多，伯樂卻難尋

匹茲堡卡內基梅隆大學研究員發現，人絕對不能沒朋友。所以我喜歡交很多的朋友，在我的生命中，也出現過許多的良師益友。然而在某天早晨，我突然想起了一個人和一段成長的經歷，很多年前我做了一個旁人無法理解的決定，也讓我累積的勇氣，瞬間爆發了出來。

聽主管的敍述，大家很難忘記我當時的模樣，那天，我穿著非常短的褲子、走進了醫院的大禮堂，那是我第一天報到前的工作說明會，我畫了一個和平常一樣很濃的妝、然後我踏著隨意的步伐，拉了一個穿著制服的人，我用很不禮貌的語氣問她：

「妳們這裡管事的是誰？」

她嫌棄且不解地看了我一眼，我又問她：「誰是妳們老大？」

她用疑惑的眼神看著我，她說：「請問您是要找主管嗎？」

我不好意思地回她：「對，反正誰最大，我找她。」

然後她無奈地把我帶到了一個人面前，那一天，我很謝謝她的選擇，她是當時醫院裡的副部長，我很簡短地問她：「我可以來上班嗎？反正我現在很閒，所以在我還沒畢業之前都不用給我錢，我要來學習的，就像是實習一樣。」

然後她笑著看我說：「好啊。」兩個字，然後請我留下資料。

而在多年後，有一次我和她一起吃飯時，她告訴我：「那一天，我從妳的身上看到了一種堅定和常人無法超越的、一種很特別的氣息，好像一種很強烈的人格特質，出現在我第一次遇見妳的那天。」

那天，我接到她親自打來的電話，而當時我人正在打工，我難掩興奮，因為這是一張對我來說很重要的入場券，記得我手上正拿著的飲料差點滑掉，當時的我並不知道，這是一場沒有回頭路的單程車票，期限是永恆。

而那天在文化路上，或許因為一通電話，因為一個主管的信任和成全，改變了一個女孩的生命，她問我說：「妳明天來上班好嗎？但是沒有薪水，妳願意嗎？」而在我心底深處早已有答案，因為我知道那一刻，我有多渴望改變。

後來和主管相處熟後我才知道，很多人不相信我會願意這麼做。但是，始終有一個相信著我的良師益友，同時也是我的伯樂，不管發生什麼事情都挺我到底的一位主管，不論我做了什麼，不論我被如何議論，甚至抹黑，她始終站在我的立場信任我，所以我很謝謝她。

當時，她幫我安排了一個很厲害的主管和學姐在工作上協帶我，而我護理生涯的第一站，來到了神經外科加護病房。

就這樣，一個月的時間，不支薪，我每天七點前會踏進醫院，包辦幾乎所有的點班，並學習幫病人洗澡、鼻胃管灌食、翻身拍背、管路消毒、護理衛教、身體評估。

記得當時學姐扎實地教我怎麼進行身體評估，甚至會替插著氣管內管卻清醒的病人敷上面膜、手膜。而在過程中，我每天都會拿著我的聽診器開始幫病人身體評估，拿一張白紙，找一些病人，自己寫一遍護理記錄，寫完後再核對學姐寫過的部分，最後拜託著不同的學姐幫我修改。

現在的我，讀著那些曾經在實習中覺得很難看懂的病歷，從中文的病情摘要，看到醫師的入院英文病歷，甚至把每個醫囑抄下來，每天查詢所有醫囑代表的意思。有好幾本筆記都是我在成為正式員工前的那一個月所完成的，那一個月我也換了非常多的傷口，不停地幫每個病人換藥，一次換好幾床，跟著不同的團隊學習，對我來說這樣的過程卻是可遇不可求。

後來變成正式員工後，只要有交叉訓練，我總是第一個報名，因為我其實不是一個很害怕改變的人，甚至可以說，我其實很害怕自己的停滯，更害怕自己因為一成不變而退步，因為我知道，永遠有很多比我優秀的人，在我看不到的地方比我還努力著，而且那種努力我永遠也無法超越。

記得有一陣子，我甚至陷入一種「我每天都會告訴自己，我永遠都不夠好」的狀態。尤其是在做專科護理師的工作時，我會鞭策自己到自我的極限，但因為我不太會輕易說出壓力和煩惱，也總是告訴自己：「我永遠不夠好。」

直到去年底，回到教會參加小組後，我才漸漸卸下這種狀態，我學習把所有事情透過禱告交給上帝，現在我學會放慢自己的步伐，享受每一個我所熱愛的過程。

現在回想起，或許上帝早有預備，因為筆燈是神經外科裡最重要的工作武器，而穿著白袍的大姐姐，其實是上帝給我的小天使。

我從未忘記，我進入這行的初衷，以及當年那個在病房外和上帝立下約定的自己，當時因為我沒有畢業證書，除了不能做任何侵入性治療外，也不能從事任何醫療行為，所以我像學徒一樣在旁邊看著。但我想不論哪一個行業，都需要從學徒開始做起，像是美髮業、餐飲業等，就連醫院也是如此。

我曾經在某一站專科護理師實習時，遇到一位已經當上主治醫師的醫生，仍然會在開刀時當她老師的助手，讓她的老師來主刀；晨間查房時，甚至會幫忙診視她老師的所有病人。就算她已經當上主治醫師，可以獨立了，她仍會在她的老師查房時跟著一起查。

而對我來說，當學徒非常的重要，就像耶穌帶領十二個門徒一樣。當時我所點的每一個班都會讓學姐重新檢查過，也謝謝她們願意協助我，而我所做的每一個技術都需要有人帶我做。所以其實照道理說，我確實不應該拿任何薪水，因為我是去現場學習的，我並沒有做任何事情，我就只是在起跑點上，先讓自己進入那一個環境，但當時那位非常挺我的主管卻幫我申請了一個職位叫「護理工讀生」，而且直到現在，這個職位似乎仍然一直存留著。

後來有學妹告訴我，她也是一個護理工讀生，主管在她入職時，和她說了我的故事。而她是一位正在讀書的學生，尚未取得護理師證照，想要來醫院打工並且學習，聽完我的故事後，她覺得很不可思議，但是她問我：「為什麼願意這麼做？」的那一刻，我一時說不出來原因，我不知道要如何敘述這樣的一個過程，但這樣的選擇絕對不會是任憑感覺和一時興起所下的決定，在上帝安排的命定道路中，每一步的過程，都不是偶然。

在這趟旅途中，沒有人會告訴我答案，但一件最重要的事，我是這樣告訴自己：「要在小事上忠心。」在這樣關乎生命的世界裡，絕對不可能因為一次的學習就知道高血壓的原理，要考慮的除了心、肺、腦、肝、腎臟，甚至還有疼痛或發燒；也絕對不會因為只在一個科別待了三、五年，就能游刃有餘地聽到一個主訴後，立刻講出十個以上的鑑別診斷；更不可能在大出血的病人要放鼻胃管時，能百分之百成功。醫學的東西沒有極限，但每一步都需要用自己的時間累積，並扎下根基，一步一腳印，而那些所有扎實的訓練，對我來說卻是件永遠都要砍掉重練的事情。

因為氣喘的用藥可能明年就會出新的指引，也或許明天就因為一個新的研究，而立刻有了新的免疫治療藥物。就如同新冠肺炎的病毒不停地變種，疫苗不停地變換結構，而我們的知識和武功，是否也要每天不斷地自我鍛鍊？因為可能就在我選擇懶惰停滯的那一刻，就會失去了一個可以救活一條生命的可能。所以我至今，從未後悔過在這條路上做的每個決定，謝謝信任我的許多人。

之後我也發現，如果那些在我身上的血氣沒有被拿掉，我就沒辦法完全冷靜救人，所以後來上帝透過很多故事和鼓勵，挪去了那些我生命中的雜質、那些不屬於祂創造我時所放上的東西，或許這條路上我還在持續學習，但是謝謝祂，也謝謝每一個幫助我過濾雜質的人。

我總是期許自己能成為心中所想。最優秀的學姐，可以在任何高壓狀態下，完成一個優雅卻有效的急救，也能溫和冷靜卻果斷，懂得成全、懂得幫助、更懂得如何給予及付出，且不求任何回報。

能在病人大出血中放上鼻胃管，還能聯絡血管攝影室和醫師立刻前來，甚至評估到插管需求，立刻請護理師準備等，這些都不是單憑血氣可以做到的，而是像我小組長美珍教我的，生命需要一次又一次地被碰撞，以及一次又一次地被修剪，最後成為一個最合適的器皿。在教會中，我們稱為被上帝使用；在醫學中，我們則成為遊走江湖、行醫救人的最佳武器。

希望這個故事，可以祝福更多的人，因為那些用眼淚和堅持走過的每一步，終將在積累後的未來，綻放光芒。如果堅持不到最後一刻，我們怎麼知道其實長得嬌小的大衛，可以打敗性情暴戾兇猛的巨人歌利亞？

而對我來說，我需要打敗我生命中的巨人歌利亞，也就是打敗我自己的血氣，讓我自己在被調整的過程中，漸漸丟棄那些衝動和掙扎。我曾經在救治很多病人後，覺得自己站在一個生命的高峰，卻又在下一秒病人的急救無效中，陷入自責和悲痛。

而在這樣的過程，需要的卻是最大的信心和堅持到底的過程，我總是告訴自己，會隨便放棄自己的人，不適合做醫療，因為有可能在某一個時刻，會不小心放棄了病人的生命。然而後來我也學會，尊榮每一個，出現在我生命中的伯樂，因為千里馬很多，但伯樂卻難尋，所以我學會，抓住且感謝每一個……我生命中的伯樂。

二〇二一年的聖誕節，我遇見了恢復我生命心跳的伯樂，和一群建造我生命的好姐妹，好像來到這個城市後，那些在過去，或大或小掠奪我生命的傷口，漸漸地癒合。那一刻我才明白，原來所有生命中的傷疤，可以在剎那間被療癒，就像融化的冰淇淋再次放進冰庫後，就再次活化了許多人的第七對腦神經和味覺細胞，因為生命中散發的每個力道，是用無數個美麗的傷口，堆砌而成的強韌。

感謝每一個遇見，也期待我們能繼續一起創造更多生命的故事，然而，在上帝安排的命定道路中，每一步的過程，都不會是偶然。

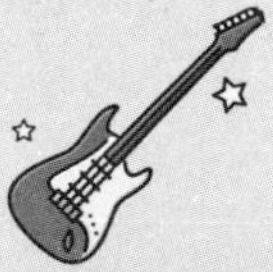

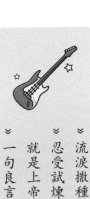

» 流淚撒種的，必歡呼收割。——詩篇第一百二十六章第五節

» 忍受試煉的人是蒙福的；因為他經過考驗以後，就要得到生命的冠冕，就是上帝應許給那些愛他之人的。——雅各書第一章第十二節

» 一句良言，使心歡樂。——箴言第十二章第二十五節

CHAPTER 03

醫療的旅程，永恆的命定

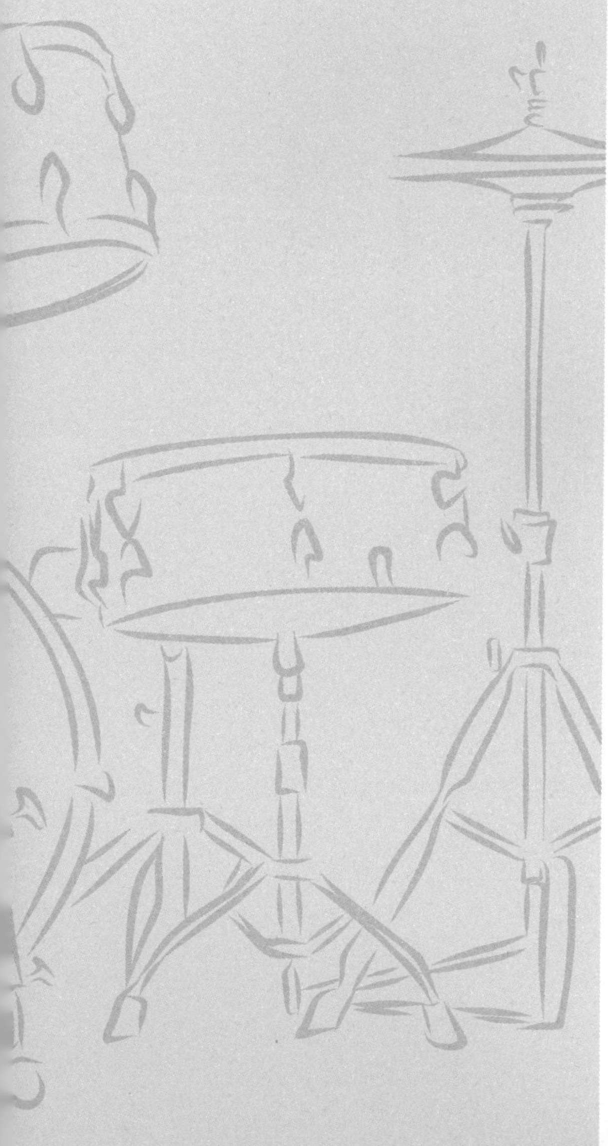

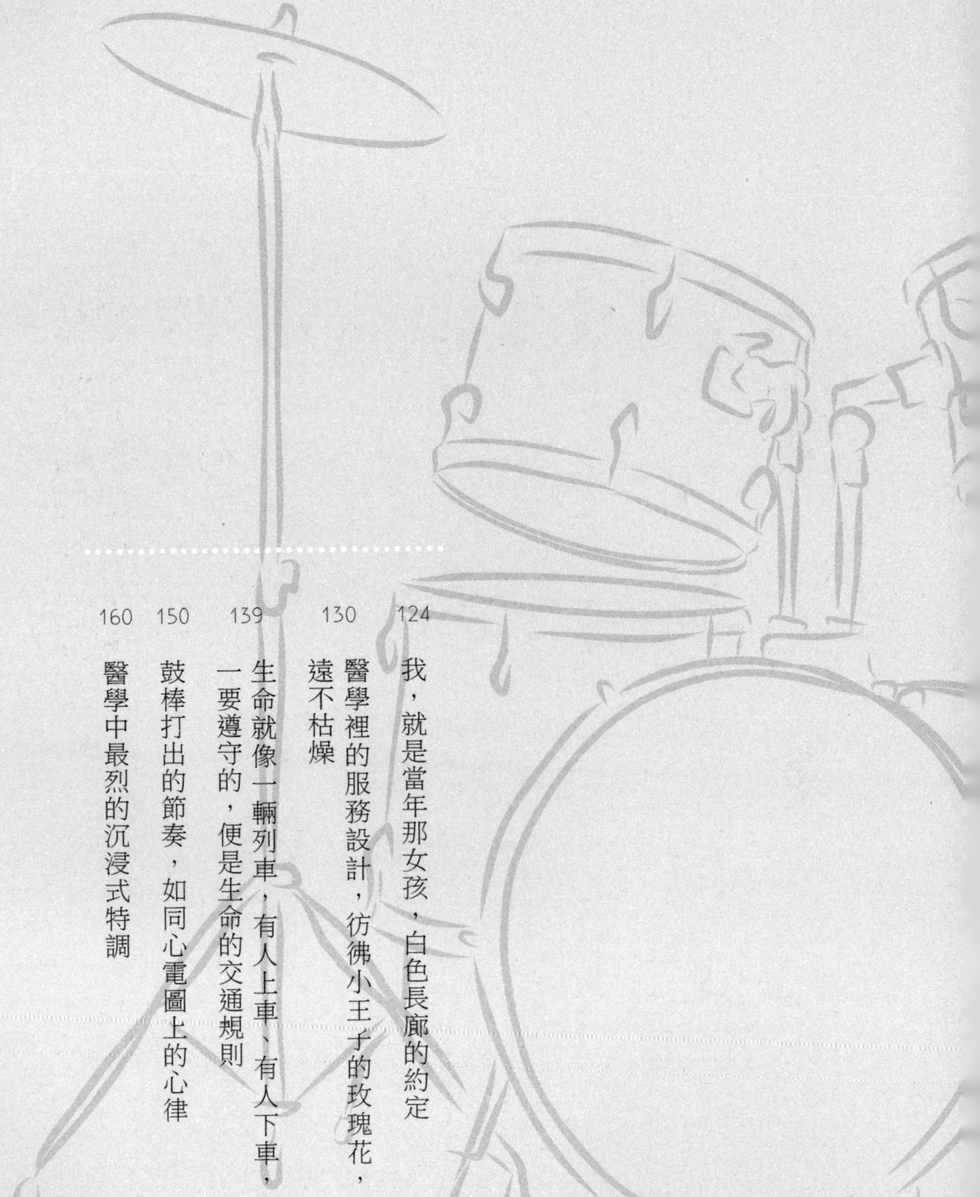

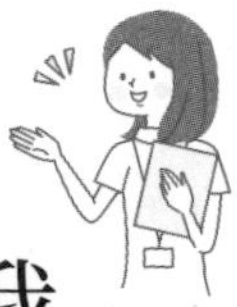

我，就是當年那女孩，白色長廊的約定

夜幕低垂，在每一個輾轉難眠的深夜，有人快樂，也有人哭泣；有人心碎，也有人安靜熟睡。我在病房的窗外透視著城市的繁華，車輛穿梭的速度，就像是我內心深處甦醒的恐懼。

那天我的媽媽醒來後告訴我，她在加護病房昏迷時，做了一個夢，夢中的她拿著號碼牌，在一個華麗的門前面排著隊，突然間，媽媽下意識聽到有人在喊她，我猜那是我的聲音。因為我那天在會客時，我確實一直喊著她，喊到我一直哭，但她就是沒辦法把眼睛張開。

而在她夢中的記憶裡，排隊的門外有一位穿著白色服裝的人，溫和地問她：「妳要進去嗎？」

媽媽回說：「我不要、我不要。」

然後那個穿白色衣服的人就告訴她：「那妳回去吧。」之後她就被推了下來。

每次聽她分享這個故事時，我總覺得，那天會不會其實是上帝在救她的生命，然後和魔鬼打了一場仗，最後上帝贏了，戰勝了死亡和黑暗的權勢？而那天爸爸跪在加護病房外面，帶著我一起禱告，後來我跟著一起跪了下來，我告訴上帝說：「我的心怎麼那麼痛？」

但我仍然持續地帶著小小的信心禱告，那天當醫師走出加護病房時，我記得他說：「媽媽是因為吃了中藥，裡面的成分和添加物導致的藥物中毒，急救過程中血壓一度掉到三十幾，急救了一次。原本真的很難救，但是後來經過搶救後，她的血壓和心跳狀況都穩定了。」

我花了十幾年的時間，站在了救我家人的醫師面前，成為他的同事，親眼看著他在開會時和大家討論醫學知識的模樣，以及看著他開醫囑、幫病人開刀。

我好想告訴他：「我就是當年那個在加護病房外的小女孩，謝謝你救了我的家人、救了一個家庭，甚至讓醫學界多了一位小專科護理師。」

那時我就讀國中，正在唸音樂班，剛從琴房走出來時，突然被老師找去了辦公室，她面色凝重地看著我沉默，下一秒鐘她告訴我：「妳收拾一下東西，等等妳家裡的親戚會來接妳。」

我聽到親戚時，心臟下意識地跳動了不規則的頻率，我問老師：「我爸媽怎麼了嗎？」

老師說：「妳媽媽出了一點狀況，現在人在醫院。」當時瞬間的悲傷席捲著我所有的思緒，那是一種至今我都忘不掉的感覺。

那一刻，我才明白「失去」是人內心深處最深層的恐懼，彷彿世界崩塌的畫面朝我席捲而來，我沒有太理解當時的情緒，但我知道那是一種會讓人崩潰的絕望。

記得國小時，我爸爸曾經生了一場病，他告訴我，未來希望我能好好照顧媽媽，因為他不知道自己能陪我多久。感謝上帝，後來我爸爸痊癒康復了，但他的話在我心裡種下了根，我彷彿把生病和離開畫上了等號，也在我的世界裡，疾病所帶來的黑暗權勢，在我心中埋下了無法拔除的害怕。

那天媽媽在加護病房時，我站在外面，等了好久、好久，我跪在門口禱告，我告訴上帝：「只要能救我的家人，我什麼都願意做。」當時真的是這樣想，這時我才發現，我真的好害怕認識的人生病，後來我萌生了好想戰勝疾病的念頭，而當醫師穿著手術室的衣服，套上白袍走出來時，我幾乎腿軟得站不起來，心臟跳得好快，因為在我的認知，電視劇裡面，通常醫師走出來都是要家屬決策一些不好的事情，我當時無法面對那一秒鐘的畫面。

但感謝上帝，醫師出來和我說：「脫離危險了，急救過後很順利。」我當時激動到又腿軟了一回合，彷彿重生的喜悅，不只在病人身上，也會在家屬身上存在著，不論疾病的輕重、複雜的程度，對家屬來說，都是一場得到和失去的拉扯，那是無法形容的深層感受。

當時我經歷了生命中最重要的六小時，直到後來每次面對每個病人和家庭的生離死別時，我都會想起這個時刻，而不忘初衷是我對這六小時的承諾，也是我決定放棄音樂，踏入救人行業的轉捩點。

我永遠記得，勇氣是種擴充生命的力量，所謂旅途的行囊，不過是另一種沉重的包裝；彷彿這快速成長的城市，讓我無知地穿梭了一個世紀，人會瞬間的改變和成長；而在遭遇每一個無法解決的困難時，依然能將濃縮的膠囊泡製成美味的咖啡，因為生活中偶爾會有些遍體鱗傷，但當我們不再責怪世界、不再憤世忌俗、不再論斷旁人，而是選擇勇敢走過每個生活帶給自己的體驗和感受時，我才發現，原來，連傷感都是種浪費生命的表態。

沒有哭過一宿又一宿的漫漫長夜、沒有體會過失而復得的喜悅，真的不足以高談闊論太多的人生。即便現在，我仍然不敢輕視每一條生命，甚至每一個可以活著的時刻。

我很想謝謝那位醫師，謝謝你經歷艱難的醫學訓練後，沒有放棄當醫師這條路；謝謝你從實習醫師一路升到主治醫師；謝謝你在值班時，征服所有困難的疾病；謝謝你在白色巨塔的明爭暗鬥世界中，升到了主任，你話不多，卻總是在關鍵時刻救治很多的病人；謝謝你讀了許多人不願意讀的醫學知識；謝謝你救了我家人。

我好想告訴你，我就是當年那女孩，但我沒有說出口，因為或許對你來說，那只是好幾千萬個病人中的其中一個；或許就只是你每天的工作；或許就是一個你覺得應該要做的、很普通的工作。但對我來說，你救了一個家庭、救了一個女孩，除了讓我的生命完整，也讓我決心全心投入救人的行業。你改變了一個人的一生，也間接地改變了許多人的人生，或許這些早已在你的世界中被遺忘，但對我來說，這是一輩子感謝的回答。

那天我的耳機裡，穿透著一首自己寫的歌曲，其中有幾句我很喜歡的歌詞：「當那絕望的步伐更顯得倔強，迷惘不再是我一貫的憂傷，就在失去和獲得中，漸漸找回遺失的行囊。」如果文字是我最終的回答，那就別讓遺憾停滯了旅程的鋒芒，於是我還是沒有告訴你，我就是當年那個女孩，但感謝上帝，讓我再次和你相遇在這條白色長廊。

熬過的每個沉靜的時光，一筆一畫地記錄著那些用醫學術語寫下的文字語言，只為了能夠看見，你曾經走過的每個風景，然而，我卻始終沒有告訴你，我，就是當年那女孩。

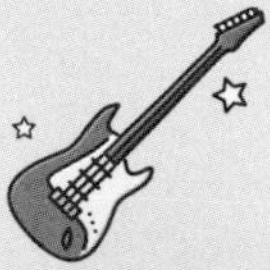

他醫好傷心的人，裹好他們的傷處。——詩篇第一百四十七章第三節

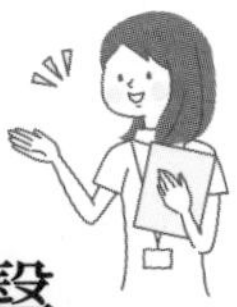

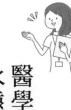

醫學裡的服務設計，彷彿小王子的玫瑰花，永遠不枯燥

紐約的醫療世界，是我至今仍然最嚮往的殿堂，從先進的儀器設備，到豐富的研究素材，沒有一刻不吸引著我的眼球，且機器人配藥早已是常態。

現今，我們可能花快三十萬買了一台用密碼鎖控制的自動配發藥物的藥車，但卻可能只放在一間醫院或學校，用那僅存的一台資產，讓無數個醫護人員或學生大開眼界。但其實我們那一台用來教學的少數珍貴資產，早在二十年前的紐約，就已經頻繁出現。這樣的科技進步和便利，讓我們每天都不敢停留在此時此刻，因為科技不斷地淘汰著我們腦中擁有的知識和技術。

記得那一年，我有機會到國外醫院參訪，當時他們正在進行一個情境模擬教案的設計活動，由一個醫師出考題，護理師和團隊開始進行臨床模擬情境，看著我所熟悉的疾病，沒有太大差別的問診和評估，卻彷彿把我帶入了電影般的情境和世界，我好像正處於一個電影拍攝場景中，當時我所看到的每個人，皆全心投入到考試裡，在這樣充滿默契的醫療團隊中，每個人都戰戰兢兢。知識在那一刻，不只是紙上談兵，而是讓我彷佛身歷其境地，進入到另一個新思維醫療的介面。

後來開會時，他們不停主動提問，積極參與討論並搶著回答，看著他們每一位護理學生侃侃而談自己的發現和所學時，讓我對於自己在學生時期的學習態度，產生了另一種反思的情緒，也讓我深刻地反思自我。除了覺得自己在曾經敷衍且隨意對待的學習時光中，調製出浪費青春的縮影外，當我深刻意識到自己的不足時，青春早已一無反顧地把我拋棄。

在被工作壓抑的時光旅途中，我曾經追究著原因，想找回自己那份逐漸逝去的、起初的熱忱。在這裡，我好像得到了解答。當我開始功利於自我得失與收穫時，並未將那年最初的夢和誓詞銘記在心頭；當我逐漸淪為一個被大環境改變的醫療工具，失去所有獨立思考判斷的功能，便也失去了自我意識中，最真實也最無所畏懼的自己。

而當我看到攝影機另一頭，護理學生的無私與付出，並不是為了拿到最好的成績，而是想要將客製化的臨床醫療生態帶入到現今的醫療體系中時，我不禁想起，曾經我和某位教授開會時，她說過的一句話：「期待我們都能夠把錯誤留在學校，然後在把正確帶入臨床，讓病人獲得最大的效益。」

我想，真正成功的教育，不是一味地把自己的理想和知識帶入到學術中，也不是把腦中的整理精華強行灌輸到學生的腦袋，而是運用促進引發和思考的過程，激發出學生的主動、自我判斷，進而引發他們進入到另一個思考的層次。

美國的晨會時間都特別早，也因為地方比較大，所以如果住的地方比較郊區，到市區上班需要兩個小時的車程，基本上大約四點到五點起床後，抹片吐司就帶著上了公路。

醫院裡有供餐的餐廳，實習生、員工、參訪人員會有免費的飯卡可以領，那些食物豐富到我覺得好像在飯店裡用餐，和許多外商或科技公司的華麗餐廳很像；而且裡面的福利和設備不少，像是有高樓的健身中心、遊戲室、電動間、游泳池、三溫暖等；如果在上班或午休時間，也可以到專屬的睡眠寢室進行休息；而圖書館的資源也很豐富，在軟體設備中，他們晨會時間的討論度非常高，幾乎每個人都有發言權。

記得我在台灣開大型會議時，我們通常都是在角落裡聽著主管或長官們的發言和討論，並不會有參與的可能；但在國外，連一個實習學生都有發言權。對我來說，每一個體驗和過程都非常真實。

其實我一直都不是一個特別自信的人，所以在某些時候，我不是屬於很愛發言的人，又或是，我會有很多醫療上的想法，很想拋出問題或提出討論，但我沒有十足的把握時，就沒辦法輕易舉手提問。

而我參訪實習的過程中，我每天都參與著病人的討論和發言，在那一刻，我發現我不是想炫耀自己多厲害，或是提升自己的參與度，好讓自己被看見，我最真實的想法，是想要試圖從這些討論中，找到一些新的指引或啓發，甚至帶入一些新的東西，回到我自己的醫院或工作場域，好在未來的某一天，我可以毫不猶豫地發揮所長。或許在一次的討論或腦力激盪後，可以救治一個本來存活機會渺茫的病人；又或著在一次的討論會議中，可以瞬間引發醫師救治病人的另一個想法或方法。

就在我特別不自信的那幾年的某個夜晚，我突然收到了一封研討會主持的邀約，其實我不是那種，覺得自己什麼都可以辦到的護理師，我一直處於一個覺得自己就是永遠躲在別人背後，默默地做自己該做的事情就好的人。

但在那天我深深地想抓住這個機會，因為我知道，如果我錯過了，就失去了一次鍛鍊的機會，因此從國外學者給予的機會和討論中，我漸漸找回對這個行業的熱忱。雖然我從未有過覺得枯燥乏味的過渡時期，也沒有那種職業倦怠的叛逆期，更沒有在哪個時刻後悔過踏入這個行業，只是在這一次又一次被建立出來的自信中，我漸漸地找回自己。

當我不斷告訴自己「我可以」的同時，其實我底氣特別不足，撇開語言的隔閡或知識上的差異，有時我也會出現不信任自己可以做到的念頭，但我又想到，機會是留給有準備的人，而我努力了這些年，不就是為了提升自己在護理行業的競爭力，讓自己在千萬名護理人員中，能有一些不太一樣，以及擁有較特別的經驗和回憶嗎？

因此我拿掉我所有的恐懼，決定繼續踏入這趟學術的旅程，在面對未知的挑戰中，我只記得不停地充實自己，讓自己不要被淘汰。我總是告訴自己，當我停下來不努力或停止思考的那一刻，就會有比我厲害好幾百倍的人，在這世界的不同角落超越我。

醫療會被淘汰、科學會被淘汰、人也會被淘汰，而如何讓自己不被淘汰？就在於我能否做著跟別人一樣事情的同時，想辦法讓自己有那麼一點不同，不管是多一點的思考和創意、多一點的技能和知識，或是多踏幾個不同城市的旅行、參訪不同的人群和醫療文化、適度在大型會議或研討會中和不同種族的人攀談、多交一些同領域卻不同國家的朋友等外，甚至能把不同的領域結合在同一個領域當中，透過合作、會議等不同的啓發，引發不同的思考模式和層次。

在那一刻我才發現，原來在我所不知道的豐富世界中，上帝或許早就為我預備，而禮物不會只有一個，但如果我因為怠惰或害怕改變，而停滯不前，或許我永遠也不會知道，應許之地有多讓人沉醉且著迷。

愛衝浪的人其實不喜歡平靜的海洋，而不敢衝浪的人，永遠都看不到站在浪板上的風景，所以與其停留在原地自怨自艾，不如走出世界，因為當我們不斷交流，就能有更新的收穫，這就是醫學最奇妙的地方。

那天我看到一位朋友，拿出血管探測儀器，或許不是很新的東西，有許多醫院的某些部門也有使用，但沒有普遍化到可以採購到能讓護理師和檢驗師人手一台。

許多護理師面對打針時壓力很大，這次的新冠疫情更是增加了護理師在隔離室裡，血管靜脈注射的壓力，以及病人被施打很多針後所帶來的恐懼，和對醫療團隊的不信任，我並非指一定要採購、也不是說護理師的打針技術不好，而是如果有一些科技的輔助儀器，不僅能降低醫材的耗損，也能讓許多護理師在打針時更有自信。

如果一台機器可以同時幫助到許多人，那是否可以降低更多護理人員在大環境中的不適應？也許能降低許多離職潮，而所謂的根本原因探究，或許不是政策、也不是品質、更不是每天開不完的會議，而是我們最根本的便利性、啟發性、真實性，以及我們自身的創意。

在一些網站或軟體中，例如：Coursera、edx 等，收錄了許多名校的學習課程，而在就讀醫學科學研究所博士班的期間，醫學知識已經變成我的基礎科目，所有學校的必修科目，我會花一週超過三十小時的時間研讀準備，但是人一天僅有二十四小時、一週只有一百六十八個小時，可以讓我分配運用。

我曾經在電腦前面無數次鄙視自己，我讀再多的醫學書籍，也比不上正統醫學生的七年；我讀再多的設計書籍，也不如設計系出生的正統設計師；我再怎麼對服務設計有興趣，也比不上英國皇家藝術學院的畢業生。

就好比我玩音樂十五年，除了讀音樂班的那些年，有受到正統音樂培訓熏陶外，其他時間我都是組地下樂團自己作曲，偶爾辦小表演、自己打鼓兼差，而在玩樂團的過程，我好像永遠只能躲在自己的小世界裡，就如同我讀再多的商業書籍，也不如哈佛或紐約大學 MBA 科系的高材生。

在無數個夜晚中，我帶著所有的不自信入睡。直到某一天，我回過頭看自己荒廢的二十歲以前，我錯失了最好的學習時機，雖然三十歲的博士生不算年紀太大，但我知道比我優秀的人真的很多。如果你問我：「如果回到二十歲那年，妳會放棄每天和朋友吃喝玩樂的生活，並靜下心來讀書嗎？」

我想我的答案是「不會」，因為每個人總是有自己的時區和週期，那是上帝安排且規劃好的，人可以在三十歲時才開始學習，也可以在六十歲時考進博士班，更可以當個沒有學歷卻非常有能力的企業家。

後來我才明白，雖然智慧是通往美好生活的最快捷徑，但是有些人生閱歷的累積，才能在工作和生活中幫助自己發揮創意，以及提升工作能力，並能為這世界帶來更多的效益。

唯有生命的故事才能影響生命，唯有愛和享受生活，才能讓小王子的玫瑰花，永遠不枯萎。

期待我們都能把錯誤留在學校，然後把正確帶入臨床，讓病人獲得最大的效益。

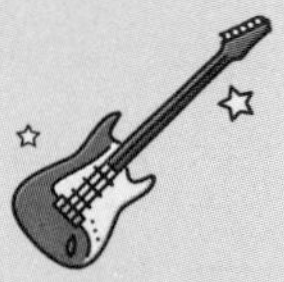

» 凡事都有定期，天下萬務都有定時。——傳道書第三章第一節

» 神造萬物，各按其時成為美好。——傳道書第三章第十一節

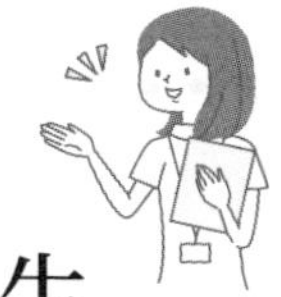

生命就像一輛列車，有人上車、有人下車，唯一要遵守的，便是生命的交通規則

壓力和壓抑不利於習慣的養成，更無法促使學習的進步和成長，而讓人欣賞且積極的生命，根本原因在於能擁有洞察世界一切美好事物的能力，這個突然發現的祕密，是和一位病人相遇時，所獲得的啟發。

記得那天快下班前，加護病房突然送來一個生命徵象非常不穩定的病人，二十歲男性、頭部外傷、診斷腦出血，車禍入急診時腦部的出血已經蔓延到腦幹，在急診原本昏迷指數還有11分，但在從急診送進加護病房的過程中，病情快速惡化，昏迷指數變成7分。

送進加護病房時，我們會先用轉床板挪床、幫病人貼上心電圖貼片、清潔病人的身體、檢查傷口、做身體評估和管路的核對，總之尿管、鼻胃管在昏迷的病人身上大多少不了。

如果昏迷指數8分以下，病人其實已經到了氣管內管的放置標準。但是這位病人送進來時，已經是大量出血到需要手術的狀態，但因為他腦部的壓力指數太高而無法手術，醫師雖然有和家屬解釋過風險，但在下個瞬間，家屬必須被迫面對一個決定。在這個生命的轉彎處，家屬須決定如果病況持續惡化，是否要對病人進行急救？而因為他很年輕，團隊也同時找了器官捐贈的個案管理師詢問家屬，是否有器官捐贈的意願。

當時我看著這個二十歲的生命，也看著每天都跪在他病床前的媽媽，我想這是每一個醫護人員，每天都會看到無數次的畫面，但即便我們有再多的感觸、不捨、憂傷，甚至進入到一種比家屬還難過的情緒狀態，我們仍然無法將所有情緒適當且完全地抒發，因為當我們專注於悲傷時，又會有無數個這樣的病人和家庭，需要我們參與救治。

可能一個專科護理師，他所有手上的病人，在同一天、同一個時段中，這一床可能需要生死關頭的抉擇；下一床可能需要立刻急救；然後急診突然轉入一個頭部外傷且沒有意識，卻極度躁動的體重百斤病人；另一床可能病人有非常多疑問需要醫療團隊立刻關懷；可能再下一刻又有另一個病人突發性的心跳停止，需要在病室內做立即性的開心手術；然後同時隔壁床病人發生傷口大出血、藥物過敏休克……。

這時，護理長可能會走過剛經歷這一切事情的小專科護理師身旁，默默拉住他，告訴他：「你為什麼沒有掛名牌在身上？你知道今天要評鑑嗎？」但其實，這位小專科護理師的名牌，是因為要壓制腦外傷的躁動新病人時被扯掉的。

而這，就是醫護圈的常態，每天都在發生。但在那一天，當我看著那個二十歲的男孩，以及他的媽媽時，那一刻我好像不是專業人員，而是回到了那一個，站在外婆病床前的自己。

男孩的媽媽每天都跪在病床前，反覆同一句話：「是媽媽的錯，是我不該叫你起床上學，如果今天早上我不叫醒你，讓你睡久一點就好了。為什麼我要叫你起床？記得前天，你說想出去玩，是不是因為我沒答應你，所以你生媽媽的氣了？沒關係，我和你道歉，是媽媽的錯，只要你醒過來，你要去哪裡，我都帶你去好嗎？所以，你能不能……不要生媽媽的氣？是媽媽的錯，是我對不起你……。」他的媽媽反覆著這樣的話，沒有停過的眼淚，不只流到了她的臉頰，也流到了我的心。

我常在想，要請一位家屬在短時間內，決定自己親人的急救或放棄，要在這樣的時刻做出人生重大抉擇，其實非常困難。或許那是種無法掙扎中的掙扎，像是被世界拋棄的掙扎，即便束手無策，或是用再多的眼淚，也換不回的心跳和眷戀。

那時我明白，人生最大的孤單不是一個人吃飯、一個人面對失戀、一個人逛街看電影，而是可能在上一秒鐘，還在和自己的家人或戀人擁抱，卻在下一秒鐘必須經歷最痛的天人永隔。

我想到睡美人被紡錘車針扎後，躺在城堡中的畫面，但人生畢竟不是童話故事，這一次卻沒有王子可以破關救活公主。只有活著的人，帶著那些曾經好與壞的回憶，或是深藏在內心無法說出口的告白，亦或是前一夜爭吵後留下的片刻不忍情緒。但一切都只能由活在世界上的家人或親友，默默自我埋藏一切的感受，獨自面對種種的衝擊和孤單，留下的，是一張簽署放棄或急救的同意書，因為那是能為自己最愛的人，所做的最後一件事情。

當我看著這位媽媽，面對自己的兒子被急救三十分鐘後無效的畫面，我必須承認，那一天，我的心感受到了前所未有的異常胸痛。

到外科工作後，我學習的第一件事情就是遵守交通規則，騎車要戴安全帽、時速不超過四十、儘量搭乘大眾運輸工具，因為車禍永遠是神經外科的大宗案件，也是許多家庭在地球上破碎的記憶。

後來這個病人的媽媽選擇器官捐贈，如同我在某個外科醫生身上聽到的一句話：「人生就像一輛列車，你是車長，有人上車、有人下車。」

從一開始的激動，以為多年後會有的雲淡風輕，卻無法在每個轉眼瞬間，讓那些很有感覺的悲傷，立刻消耗殆盡。

醫療團隊總是陪伴著家屬和病人，靜待生命最終的審判，有些人很幸運地活了下來，然後卻在下一秒，因為腦部缺氧變成植物人，在氣管內管放置到一定的期限後，進行了氣切手術，然後看著那些家屬，幫著自己可能曾經活蹦亂跳、充滿朝氣的親

人，翻身、灌牛奶、換尿布，甚至有些家屬每天唸故事給病人聽。我才驚覺，原來感官的刺激，真的可以直達靈魂最深處。

因為有一次我遇見一個很特別的事，病人被送進醫院時，其實到院前已經死亡了兩次，經過兩次急救後，很幸運地恢復了生命徵象。進到醫院前，急診室已接到通知，那時我是值班的專科護理師，當下馬上報告給醫師，而討論後我們知道，這個病人需要進行低溫療法。

在此概略簡述一下，我們所謂的四分鐘其實就已經開始進入腦死狀態，如果超過十分鐘，很有可能就已經腦部缺氧。

在醫院，上過許多次低溫療法的相關課程，老師總是從很古早時期的起源開始介紹和講解，如果病人要進行低溫療法，便須在急診室時，預先進行電腦斷層檢查，且專科護理師須在醫師指示下，立刻開立好所有的檢查和抽血，並到加護病房幫病人執行食道溫放置，而這項技術只有一次機會，必須成功拿下。

當下會直接拍攝胸部X光片，檢查食道溫放置的位置是否正確，大約六到八小時的時間，需要再次抽血，因為體溫過低的病人，有可能會出現心律不整的情形，當下病人會禁食和進行輸液，基本的輸入輸出量監測、電解質、凝血功能、動脈血液的酸鹼值及心臟功能、血糖值等等，皆是需要抽血監測的項目，過程中病人也會進行腦波檢查。

記得那天也是一個二十歲左右的男孩，而他在進行低溫療法後，漸漸地恢復生命徵象，病況也漸漸好轉，並轉出普通病房。在這樣的過程中，他的媽媽每天都會在他的病房旁邊說話、唱歌、唸故事，後來那位男孩醒來後，他告訴我，他做了一個夢，夢中他的媽媽和他說了好多話，他甚至聽到他的媽媽唱歌。

所以原來，我們所做的事，不論或大或小、或多或少，每一個處置絕對不會是徒然，即便那一個處置的名字，叫作唱歌。

有一次我還待在虛擬實境團隊時，要到台中的深山拍一場戲，在撰寫那場戲的劇本前，主管問我想寫什麼樣的題目，然後我整理了許多從過去到現在的社會事件。

從二〇一五年八仙塵暴事件發生的燒燙傷；二〇一八年普悠瑪火車事件，造成十八名乘客死亡、兩百一十五人輕重傷；二〇一八年桃園工廠遷移大火造成電燒傷、燒燙傷；二〇二一年太魯閣台鐵事件，造成四十九人死亡和兩百一十六人輕重傷；二〇二一年中油煉油廠驚傳工程人員「被安全索彈飛」，從五樓的高度摔下死亡等。

這些大型事故奪走了無數條生命，讓多少的家庭塌陷、破碎，我一直覺得人生最慘烈的代價，就是經歷了熟識之人的生離死別，因為那種傷，無法隨著記憶淡忘，而是會隨著回憶而加重這份思念。這是一個無解的答案，因為人無法選擇失憶，而隨著回憶席捲而來的每一刻，放大了我們思念的感官，讓這些痛苦事件的發生，不斷提醒著我們生命的無價和可貴。

那天我喝了兩杯多冰的黑咖啡後，還是沒有寫劇本的靈感，卻透過新聞事件的整理和查閱中，沉浸在逝去的生命中，久久無法釋懷。人的記憶力如果可以有隨身碟暫時存放，把那些不敢輕易觸碰的記憶像咖啡一樣深藏，那是否我們對於事情也會看得更淡一些。

後來我寫了燒燙傷的劇本，並將它存放在我的檔案資料庫，沒有公開出來，而在團隊討論後，我們選擇寫腦中風病人的劇本。

對我來說，我永遠忘不掉八仙塵暴的那一夜，那一天原本我閨密約了我一起去玩，但是後來因為工作的關係，我沒有去，但我記得那天有一個認識的朋友人就在現場。

事情發生的隔天，我從睡夢中被一通電話叫了起來，電話那頭是啜泣的聲音，是我一個護理師朋友，她說，當天她人在現場，雖然沒有受傷，但是透過她的現場連線報導得知，游泳池裡全都是血跡，有些女生的頭髮被燒了一半、皮膚從白皙到發紅，看起來有二到三度的灼傷，有些人在休息一下後，突然開始喘起來。

如果我是站在醫療和科技的角度，透過這樣的事件撰寫出劇本，或許可以複習很多醫學知識，讓所有人再次身歷其境，目的是要讓大家在事故發生的當下，有更好的緊急應變、醫療處置和決策，也能透過這樣的影片和科技，讓擬真感更真實的呈現，除了避免類似的事情再次發生外，也能達到教學的目的和效果。

但是後來我突然打消了這樣的念頭，我思考了很久、很久，我想，如果是病人或家屬看到這樣的影片，對所有人來說，都是另一種極度的痛苦和再次的打擊，所以考慮過後，我還是將這份提案收進了我自己的檔案庫裡封存。

於是我們選擇拍一場比較簡單的溺水急救戲，清晨，天還沒亮時，我們走進一個偏鄉的深山部落拍攝，場勘拍攝前，我們在山裡尋覓了空氣和陽光，那邊的醫療器材或許較簡單，設備相較於都市，或許有諸多的不足，但我卻忘不了那天，在現場所遇見的每一個開心的笑容，也對比了這些年，我在急重症的世界裡，濃厚的急救和血氣的味道。

寫劇本的同時，讓我想起了二十歲那一年，剛踏入神經外科加護病房；然而在山林間，我才真實地感受到，原來醫療最終的意義，就在於最基本的陽光和空氣，讓我珍惜可以好好呼吸的每一刻，那時的我，很感謝上帝帶著我走過了回憶、走到了那裡。

生命就像一輛列車，有人上車、有人下車。當藥物已經失去療效，所有治療都失去了有效期限，有什麼樣的醫療處置可以超越痛苦？

後來我才發現，原來在疾病的面前，我們其實無能為力，但我們好像又擁有天生的免疫力。

雖然起初上帝在創造世界時，並沒有應許天色常藍、花香常漫、常樂無痛苦，但在人生的旅途和道路中，祂卻讓我們在每一條人生道路的風景裡，遇見合適的人，因為那最適合的處置，總是會在對的時間，出現在每個人的生命當中。

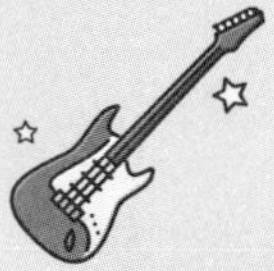

光照在黑暗裏，黑暗未曾勝過光。——約翰福音第一章第五節

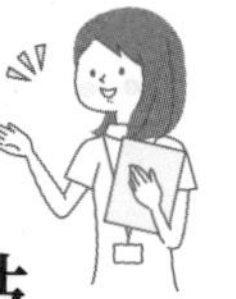

鼓棒打出的節奏，如同心電圖上的心律

鼓棒打出的節奏，如同心電圖上的心律，正常竇性心律像是一首不疾不徐節拍器打在六十速率的抒情歌曲，二度的 Av-block 像是一首藍調的爵士樂，更像是愛情當中緩慢的分道揚鑣；心房顫動就像是首金屬搖滾樂，然而心跳停止的瞬間，就像是失戀般的深度絕望、分手後的一別兩寬；而初戀，卻如同胎心音下了節奏的瞬間，快速且美好。

每個人從出生到長大都有許多夢，甚至壯年期、老年期，也都會有許多夢想。

我曾經有一個很棒的樂團，而每一個團員，就像是我的家人一樣，懂得我內心的起伏，更懂得每一個我在工作中，面對醫療處置的掙扎和心情，也懂我所有因為工作，或生活所產生的小情緒。

有些人在我們的生命中，就像陽光一樣的存在，每個遇見都像是一場獨特的創作，因為看似平凡單調且充滿疼痛氣息的五線譜，當畫上華麗音符時，就像魔法一樣，變成一個充滿故事的樂章。

而我第一次玩樂團認識他們時，大家便約定好要一起去十號公路找靈感，因為在時速穿梭的過程中，才能讓自己的心得到真正的冷靜，那是我喝再多咖啡因都找不到的靈感。而在這個智商過剩的年代，走心卻顯得格外的有質感；而所謂的友情，就像是上輩子就注定要遇見的篇章。我們有個長得像小明星的團長，他有時喜歡皺著眉頭不說話，寫歌時，總是會陷入沉默的憂鬱狀態，但他其實是個像陽光一樣的存在，因為他幫助我丟棄了那些，曾經因為受傷而遺留的迷惘和徬徨。

那段時間，我習慣一笑置之著，那些過去的青春裡的在乎和不在意，但在放下和離開的過程中才發現，愛情無法滯留，但友情卻像是心電圖，從開始到結束，缺一不可，互相滲透每天的生活；然而，卻也有時突然發現，就算沒有技高一籌的演奏技巧，更沒有音樂情商，有時在練團室一個下午，也能做出一首曲子，但那些相互理解和交流的每一個故事，在未來卻成了我們生命中最寶貴的資產。

我不是個很認真去記憶生活的人，但每當我拾起鼓棒的那一剎那，總是讓我能在白色火爆戰場後的焦躁中脫身；讓我能在滂沱大雨的夜晚；從承受了病人的病情轉變而絕望的情緒中釋懷；更能從那些所謂想要遠離的愛與不愛中放下過去。因為總是有些人和故事，真實卻美好、傷感卻難以釋懷，用一刻失去、用一輩子遺忘。

我好希望十號公路的故事未完待續，因為在承受悲傷的過程中，我最不想面對的，是那一年從你生命的逝去中，我彷彿看不到的希望和盡頭，我以為那些可以陪伴的永遠，卻在轉瞬之間，成為了我內心深處最需要被電燒的傷口，無法癒合的疼痛、致命一擊的絕望點，讓我毫無招架及喘息之力。這讓我再也不敢在夜深人靜時，一個人開上十號公路，也不敢在所謂的內心深處，想起關於我們的記憶。

我想，人的陪伴沒有保鮮期，且生命的忽然，也不是我所能控制。在深夜凌晨的急診室中，我接到一通私人手機的電話，電話那頭的聲音背景裡，我依稀記得，有好微弱的喘息和機器聲夾雜，我想那是救護車上監測器和扣壓甦醒球的聲音，電話那頭，出現一個我不認識的聲音，他說：「我從他的電話中看到妳的名字在第一個，所以我打電話給妳，手機的主人他出了車禍，我不小心撞到他，妳是他的家屬嗎？」

當我顫抖地接到電話時，那一刻，我不是資深護理師，我的腦中沒有任何接新病人時該有的鑑別診斷，也沒有任何我該抉擇的醫療處置。

那時，在我和你的所有人生跑馬燈裡，浮現的全是你的所有微笑畫面和充滿情緒的表情，那一刻的記憶，我永遠忘不掉，我忘不掉我接到電話的那一剎那。或許那一刻，我自己的心電圖所呈現的全是需要給藥的波形，我的心跳得好快，那些害怕失去的感覺，就好像上一秒還在和你說話的畫面。你陪伴我的每一個生命的體會和過程，讓我眼淚不止息地漸漸滑落，我哭得不是失去、不是悲傷，而是哭得像是那生命中無法承受的主動脈剝離。

主動脈剝離痛起來時，就像是一種撕裂般的疼痛，如果是Type A的主動脈剝離，一定要靠手術才能治療。在測量四肢血壓時會發現，其中有一邊可能比較高或低、脈搏摸起來也會有其中一邊比較微弱，最大的不同，是和心肌梗塞要做出鑑別診斷，因為開刀和給藥、抗凝血劑還是麻醉劑，全都在那一剎那的評估。

但當我看到你滿身、滿臉是血的被送進急診時，我好像失去了在醫師監督下開立醫囑的能力，例如：該評估的瞳孔大小、生命徵象（血壓、呼吸、心跳）、四肢的肌肉力量、頭顱的觸診、顏面的觸診、骨頭的檢查、骨折的評估等，連我要把你的衣服剪開看傷口的勇氣都沒有。

當時你還有心跳、卻早已失去了意識，然而當我聽到那位和你擦撞的司機說，你在被撞到的當下是有意識的，你口中喊著要來這間醫院，我不敢去想你是因為相信我絕對會把你救活；還是你只是想，來見老朋友最後一面？我的青春裡全都是你的影子，你要我如何在我最熟悉的醫療戰場中，親眼看著你最年輕的生命、最好的時刻走到盡頭？

那一刻我不是專科護理師，我失去了冷靜的頭腦、評估的能力，雖然我總是被訓練著，在很高壓的環境中，必須游刃有餘地冷靜處理每一個病人，但面對你時，我卻失去了我所有的勇氣，就好像那一刻，我只想跪下來禱告，我無法承受的或許不是失去你，而是我花了半輩子所學習的所有醫學知識、卻救不了我生命中很重要的人。

接上心電圖時，你的心跳到一百六十下、血壓掉到八十幾，我想那時可能已經低血溶性休克，因為你流了好多血。在流好多血時，心跳會變得比較快，身體的體液容積不夠，加上你有外傷或骨折的可能，甚至腹部在被撞擊後，也有內出血的可能。

記得當時在急診室的急救室中，我又開始亂想著，你會不會醒來後就不記得我了？當時，值班醫師幫你掃了腹部超音波，裡面充滿著液體，我想，你應該很痛、很痛，但你還是閉著眼睛。然後在那一刻我失去了所有思考能力、失去了我該有的冷靜，我顫抖著抽著急救車裡的 Levophed。

醫師和我說：「妳去幫我用電腦開個抽血單子，把藥物和檢查開上去，妳應該知道要開什麼。」

但我卻停在原地無法動彈，那一刻，我把抽藥的針交給護理師，雖然我知道昏迷指數小於 8 分應該要先插管，而通常我在工作時，會在準備接此類的病人前，請學妹先準備好未拆封的甦醒球、插管包；把急救車推在旁邊，準備可以抽動脈血和靜脈血的針，可能也要事先聯絡好加護病房的床；如果是夜間，需要事先準備好呼吸器，甚至可以把要放中心靜脈的導管事先準備好，進來時病人可能會需要進行急救；若是可以在病人送進來前，先準備好急救硬板在床上，即可避免進行急救時床太軟。

如果需要開抽血單，在我被訓練的速度中，可以非常快速，但直到那天，我發現病人是你的那一刻，我才明白，即便我做好了所有的準備，卻還是讓我在最燦爛和陽光的季節中，失去了你。

就在我準備幫你抽血時，心電圖突然呈現一直線，然後我幾乎用跳的跳上了床，跪在充滿血跡的床上，用我過去所學的標準急救壓胸技巧，就這樣我壓了三回合，你的心跳和脈搏恢復了，但心律變成不穩定的 ventricular tachycardia（VT）。接著，醫師馬上幫你進行電擊，但電擊完後，我還是摸不到你的脈搏，然後我繼續壓著你的心臟，而在壓著你的心臟的過程，就好像每一次我在打鼓時一樣，因為手是我全身上下最有力氣的地方。

我想起你曾經開玩笑地跟我説過，你説鼓手最適合急救，因為你的拍子很穩，然後我憋住了所有的眼淚和力氣，專注在救你這件事情，那一刻我逼迫自己撇下你是我朋友這件事情，那一刻你只是我該救活的病人，因為唯有這樣，我才能發揮我所有可以發揮的極限救你。

三十分鐘後，你的心跳依然沒有恢復，那不是我第一次急救，卻是我第一次急救無效後，我的心臟像是被撕裂了一樣疼痛。

當醫生説：「三十分鐘到了，放手吧……。」

這時，我好像聽不到世界的聲音一樣，繼續地壓著你的心臟，好像我的手一離開你的身體，我就會完全地失去你。

我發現我當時承受不了，在我救了無數個病人的手中，卻救不了你的這件事情，我摸著你漸漸冰冷的身體，我失去了觸摸你的脈搏和拿筆燈照你瞳孔的勇氣。

在那一個陷入安靜的時刻，我突然想起上週我們在練團時，你和我們分享的那一首，你寫了兩個月的曲子。當時旋律在我腦海中播放，憂傷卻在我情緒中爆發。

當你媽媽到急診室時，我永遠忘不了她跪在地上痛哭的那一剎那，但那一刻我卻沒有哭泣，只是後來的那兩年，每次當我拿起你送我的那雙鼓棒時，我就想起我的手壓在你身上的那一刻，我不敢看你張不開的眼睛，而我堅持不想用機器幫你壓胸，逼著我同事和我進行急救換手。

我記得那天我在你的病床旁邊說了很多話。我記得你說過，你不想要登上很大的舞台，卻想要在我工作的醫院的一樓，擺好多樂器，然後在醫院演奏給那些，每一次我和你分享的所有病人聽。

你離開後的那兩年，我沒有勇氣再次拿起鼓棒，沒有勇氣聽音樂，更沒有勇氣走進我們常租的練團室，我失去了所有創作音樂的能力。但我總是在遇到急救時，有非常強烈的信念，我告訴自己，一定要在每一場救人的過程中盡全力，因為有一種剎那的失去，是任何人都無法承受的疼痛。

其實我覺得醫療這個行業，是訓練勇氣最快速的地方，因為在第一線面對生離死別的剎那，所有被放大的情緒，在成功和失敗間，醫護人員總是第一個面對，來自病人和家屬的衝擊，以及自己內心深處的害怕。

你問我們：「恐懼過嗎？」

我想，所有的人都曾經和我一樣，在失去和悲傷中充滿懊悔或遺憾；在歡笑和溫暖中充滿淚水或期待；在生活的每一個好或壞的瞬間，承載著使命的步伐；在走過的每一次旅程中，好像那隨時準備上戰場的傷兵，即便心中曾經有過傷，也只有一次又一次必須面對的勇氣。

因為你永遠不知道，在你面前的疾病是否日新月異地讓人跟不上腳步，唯有隨時將智慧的行囊像記憶卡般存在腦袋中，從經驗中獲取、從傷口中自我縫合、從每一個深度絕望中癒合，並再次穿上我們使命的外袍，繼續寫著每一天日復一日的故事。

醫護人員好像被抽掉了一條疲憊的神經，我沿著海岸線拋棄掉糾結和紛擾，纏繞著情緒中難以掩飾的炙熱。

在工作的這些年，以為深度偽裝的冷漠可以讓情緒喘息，只是當湛藍的海水打溼了我的眼眶，橫衝直撞後，才明白原來一切都只是嚮往；當熟悉的音樂出現在腦中，那些畫面和故事的浮現，就像是一場蠱惑人心的治癒。

如果說，每個夜晚都有人在哭泣，當信心被城市熄了燈，當絕望被煙火吞了魂，當我失去最初的勇氣，一切都好像不太美麗。

「當你一個人在宇宙中孤獨，當寂寞幻化成今夜的歸宿，這受傷的路途，走起來很多的傷口」，歌詞寫到這裡卻未完待續，小調的傷感、緩慢的節奏，演出沉重回憶的步伐。

然而，讓我沒有想到的是你的不辭而別，沒有一句完整的再見，停留在讓我充滿勇氣的白色長廊裡。

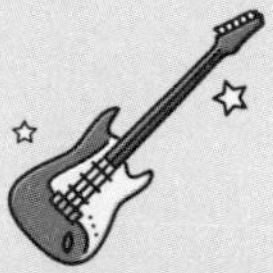

》因為我什麼時候軟弱，什麼時候就剛強了。——哥林多後書第十二章第十節

》一宿雖然有哭泣、早晨便必歡呼。——詩篇第三十章第五節

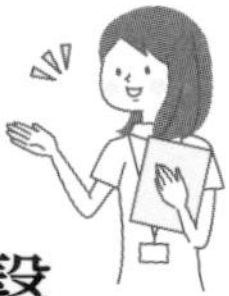

醫學中最烈的沉浸式特調

我曾經在一個沉浸式電影中，在腦海不斷地轉著人生跑馬燈。在我自以為的認知中，我狂妄地認為，所有醫護人員皆看盡人生百態，並擁有豐富的歷練，但卻在看完一場沉浸式的電影後發現，其實連我自己，都找不到那些我尋找了很久的解答。

從那部電影中，讓我不自覺地想起一個曾經發生的故事，而電影播放的過程中，工作人員會隨著電影的情節，在電影播放途中，拿幾杯不同的調酒進來。將故事和酒精結合，放鬆的時刻，卻也讓我進入慵懶的思考模式，而這則故事，從一杯特調開始。

有一次去上海，我坐在飯店的高空酒吧裡，我看著調酒師把桃子氣泡水倒入伏特加，用花瓣點綴外灘繁華的夜景。當他端給了坐在角落的客人時，調酒的顏色優雅的很純淨，空氣中散發著知名品牌的香氣，在節奏感強烈的音樂中，我想起了跨年前兩週，一杯特調的記憶。

記得那個妝容精緻、年紀約略四十出頭的女人，拿著一個名牌包，身上穿著漂亮且有品牌的衣服，進入加護病房時，她堅決不想換上病人服。因為她說，她連睡衣的品牌，都有著自己獨特的喜好，所以她請家人拿了她自己的睡衣進來。

我記得她的睡衣好漂亮，漂亮到我還偷偷問了她可以在哪裡購買，然後她就像個沒有疾病的人一樣，成為了我那天的新病人。

但是當我看著她的診斷時，我頭上的疼痛就像喝了很多混酒後的宿醉一樣；心中的涼意像是突然看到自己中了發票般，卻發現其實已經過了有效期限一樣。我從來不會在任何病人面前表露出情緒，即便我知道可能下一秒鐘，她會突然地睡去或消失。

記得在她換上衣服前，我幫她做了身體評估，特別評估了一下她的肺部，當時她的呼吸音聽起來沒有不同，雖然我已經反覆看了她的病歷無數次，我還是從主訴開始問起，我問她：「妳這次進來醫院，有哪裡不舒服嗎？」

她回我：「我根本沒病，我就是喝了一杯自己調的酒，我也不知道我老公幹嘛把我送進來，他太緊張了，可能因為他自己是醫師的關係，窮緊張。」

然後她激動地繼續訴說著，而我面色凝重地繼續問她：「但妳調酒時，為什麼想要加上巴拉刈呢？我印象中，調酒裡面好像沒有這個飲品，可以告訴我為什麼？妳……嗯……妳是不小心加錯嗎？還是妳……其實想要自殺？」

面質這個溝通技巧通常會用在很熟的病人身上，但那一天，我想直接問她，因為我知道她時間不多了，她說：「對，我想自殺，因為我發現我老公疑似有了外遇。」

那天，她老公和她承認自己有外遇對象，並且想和她提出離婚，且會負擔贍養費和賠償，房子會留給她和孩子，因為她老公說：「這些年我活得好累。」

從另一個女人的身上，她老公可以找到另一種不同於愛情的感覺，但是這位自殺的病人，好像承受不起這樣的分離和失去。

或許這是一種失去愛的絕望，然而面對這種絕望和失去的過程中，這位病人選擇喝下巴拉刈。但是她並不知道，巴拉刈這個可怕的液體，剛喝下去時，並不會有任何感覺和不適，但是這種死亡的方式卻是最可怕的，因為會讓人在非常清醒的狀況下，漸漸覺得吸不到空氣；然後再從肺纖維化的過程中，被迫急性呼吸衰竭，可能會面臨需要插管、急救；最後，以最痛苦的方式結束美好的生命。

那一刻我看著她，突然覺得人的生命好短暫且脆弱，後來在她服下巴拉刈的短短七天內，彷彿經歷了一場可怕的人間煉獄，透析、呼吸器、葉克膜、所有的管路、藥物、急救藥，然後我想起她最後跟我說的那一句話：「我不過就是在平常最喜歡的調酒中加了一點巴拉刈，為什麼……。」當時她全身水腫，再也穿不下漂亮的衣服，漂亮的妝容連同精心設計的彩繪指甲都完全被卸除，而她的丈夫，只有在第一天和她死亡的當天短暫地出現，這個病人的孩子，卻哭得好絕望。

當時，病人自己的父母痛哭流涕地和病人的丈夫道歉，因為那個病人的父母並不知道女兒為何自殺，只是覺得很對不起遺留下來的孩子和丈夫。我守著職業操守不介入任何家務事，但我好想把這件事告訴那個女孩的家人，但我知道我不能這麼做，因為我沒有權力，我也不知道事情的真假。而我看著兩個老人和她丈夫道歉時，她的丈夫一句話都沒有說，反而露出失望的表情，彷彿這個女人是真的對不起他一樣。當他露出受傷表情時，我不確定我看到的是愛情還是愧疚、是親情還是逃避。

我不妄加評論地看著這一切的發生，然後我並未在交班中告訴任何人這件事情，因為那是我對自己和對上帝的承諾，我不希望這樣的傷害，成為另外一種從我口中說出的八卦，即便那個病人在插著管還清醒時，用白板寫下了一段話，她告訴我，希望我能將這件事情告訴她的父母，我和她說：「可不可以這樣，我現在打電話請妳的父母在非會客的時間來看妳，妳親自的把妳想說的話寫給他們？」

然後她插著氣管內管，用漂亮且憂傷的眼睛看著我，她淡淡地搖頭，寫下這段話，她寫說：「我捨不得親眼看著她們在我面前難過，但是，我不希望這件事情就這樣結束。」

那天我還是問了她：「如果妳的父母知道事實後，卻無力去改變這一切，妳還是想把事情說出來嗎？」

然後她猶豫了，但她繼續寫著：「如果有一天妳不在醫院時遇到我爸媽，能不能像說故事一樣，把事情告訴他們？」

當下我答應了她，所以，我在這裡寫下這則故事。七天後，她還是留下了她的孩子，以及背叛她的丈夫，選擇提前結束了生命的旅程。

過程中她說了好多次，她其實不想死了、她好後悔喝下那一杯特調，但那是一場無法挽救的肺纖維化，因為當一口穿腸毒藥進去身體的剎那，早已決定了她最後生命的結局。

就這樣，兩週後我排了休假去旅行。

在那一個跨年夜晚，零下氣溫的上海，我穿著羽絨外套走在外灘上，那一天的夜晚特別的寒冷，我開始想著在工作中所遇到的每則故事。

其中有在情緒中掙扎到選擇結束生命的，也有在不想放棄生命中被迫失去了，活著好像不是所有人都能擁有的希望；但遺憾，卻是在每一條生命逝去的旅途中，每個人千篇一律的回答；獲得醫治和痊癒這件事情，卻也是所有人的願望，生命的軟弱有時候只是一剎那。

或許那個時候的世界，會突然出現孤單的感覺；或許有一天，不知道從什麼時候開始，在成長的過程中會突然失去該有的笑容。但即便知道，情緒不是人生的全部，卻還是會開始想要隱藏、將自己封閉起來，並在心底萌生一種不想惹事生非的懦弱。

或許有些人，正在面對生命中，另一種無法承受的傷害，在最美好時，突然間受了很重的傷，而這致命的一擊，讓人毫無反擊之力，卻在那些與過去糾纏的每個失眠的夜晚，看著那些傷害你的人高談闊論地笑著；然而你卻獨自在夜深人靜時，漸漸地流失掉一絲一毫的勇氣，淚水也早已在內心潰堤，表面卻依然風平浪靜。

那時的感覺，或許特別孤獨，但卻連孤獨兩個字，都配不上那一刻的絕望，但其實我們都知道，只有自己拾起面對風浪的勇氣，才能夠乘風破浪，因為浪板上，只能承載一個人的重量。但當勇敢地衝過浪板後，便能看到和別人眼中不一樣的汪洋大海，然後再次將最美的風景，深刻地映入眼底深處。

從外灘獨自走回到飯店後，我直接上了頂樓的酒吧，其實我想在情緒轉換的過程中，讓美好的夜景陪伴我回憶著過去的每個故事。

看著那一杯一杯的調酒，我想起了那一杯兩週前，我生命中出現的巴拉刈沉浸特調，然後幻想著，如果有一天我可以開一間酒吧，我一定會把所有酒名改成藥名，讓所有心靈受傷的病人，來這裡喝沒有巴拉刈的巴拉刈特調。

因為人生，不過就是在一次次的療傷中痊癒，很多剎那間的感覺和衝動，其實並非無解，就像有時在臨床上遇到大小挫折時，自殺絕對不會是可以放進選擇題的答案，因為會為你流淚的人，不只是家人朋友或上帝，還有可能是只照顧過你一天的醫護人員，或是看到這個故事的讀者。

但那個真正會為你哭泣的人，不一定是你為了他選擇結束生命的那一個人，因為人，其實無法控制自己的感情，冷血有時是一種病態，一種忘記愛與被愛的決定。

所以，後來我才明白，真正愛的源頭並非來自於任何人，只有回到上帝的愛裡，才能找到所謂永恆的答案和愛，因為所有生命的意義和答案，我都從多次的故事中，在這份信仰中得到解答。

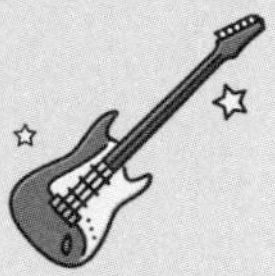

我呼求的日子，你就應允我，鼓勵我，使我心裡有能力。——詩篇第一百三十八章第三節

CHAPTER

04

從墜落的生命軌道中，抓住一張重生的單程車票

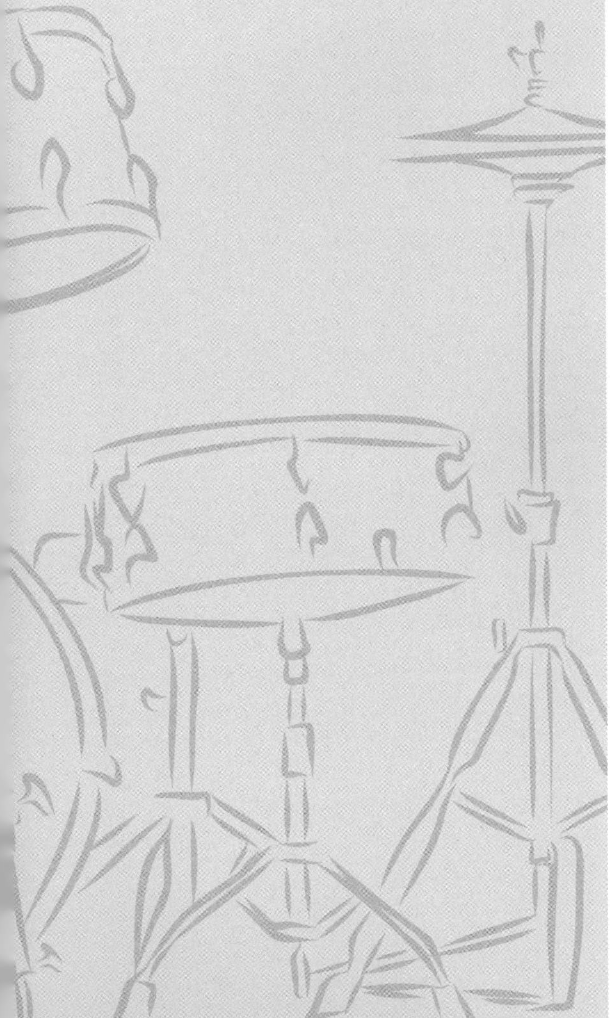

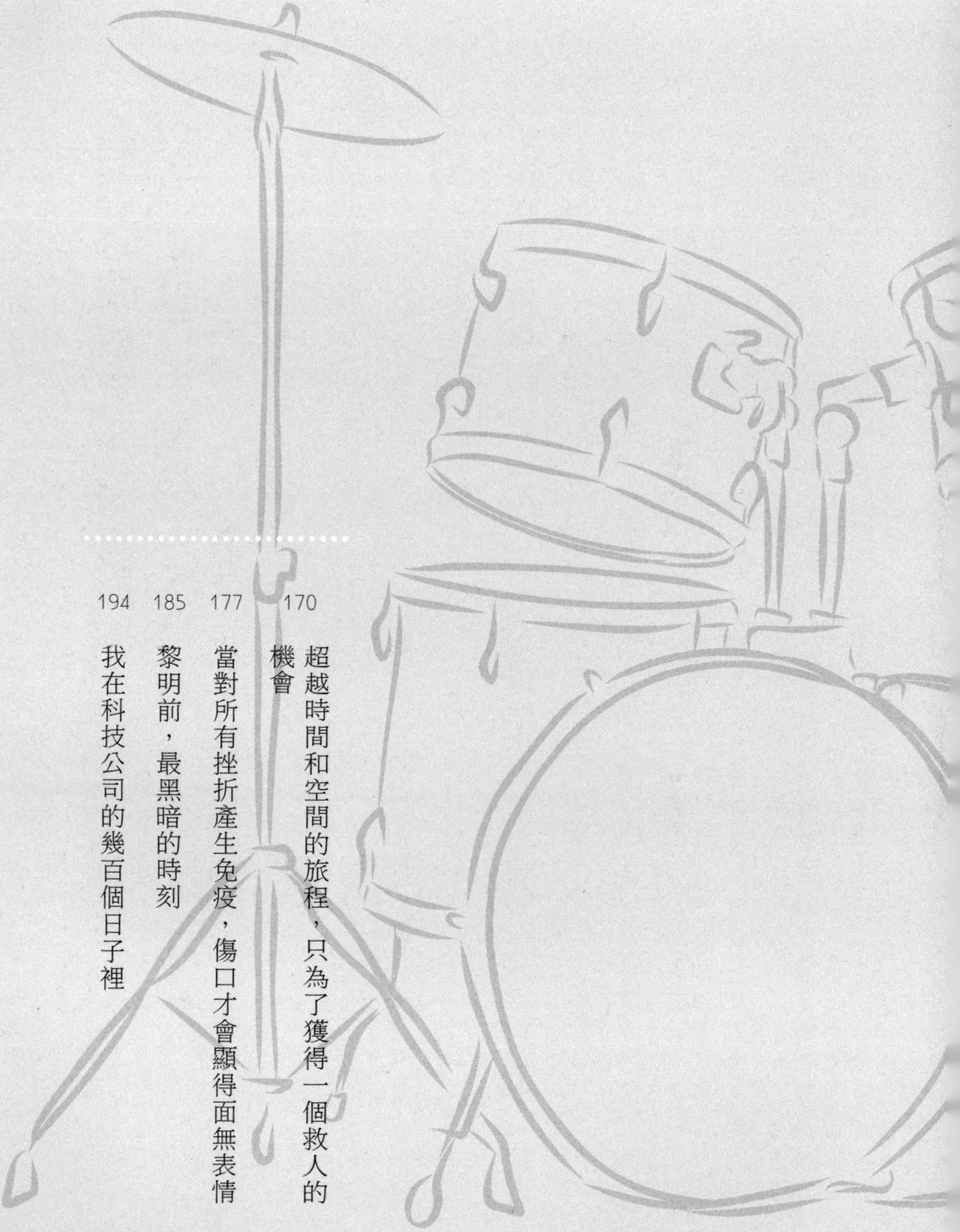

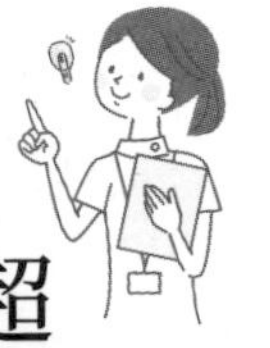

超越時間和空間的旅程，只為了獲得一個救人的機會

我知道世界再殘酷，也只能攪動我的內心，卻攪動不了那些，我花大把時間一步一腳印，在夜深人靜時看過的書、走過的路、研究過的知識，那些我含淚刻在腦中的醫學知識，是永遠也無法被偷竊的。

專科護理師的角色，需要當過三年以上護理師後，經過訓練、課室和實習、經過筆試和 OSCE 考試，才能取得正式的專科護理師證照，並能在醫師的監督下，執行醫師的大部分工作，可以取代住院醫師；除了部分技術和主刀手術外，其實工作內容大多和醫師差不多，在拾獲和努力的旅途教會了我成全和付出的意義。最終，我們其實只為了獲得一個可以救人的機會，而專科護理師，就像是一場歲月的淬鍊。

在這條道路當中，即便我知道要跨越，不是一件那麼簡單的事情，可能會遭遇到合理的訓練和不合理的磨練；可能會有別人想不到的經歷和困難。

但我從未後悔過走上這樣的命定中，不論職業生涯的長短、我都尊敬每一個正在線上或線下的專科護理師，因為這樣的過程，是用熬煉的每個日子所換來的旅程。

我遇到很多幫助我的醫師、專科護理師，甚至朋友，他們總是不吝嗇地教我所有的醫學知識，雖然曾經也有經歷過一些無情的打擊，但我好像就這樣一步一步的走了出來。

我還是希望每天讓自己的心境能更新而變化，讓自己完全重新歸零，不停留在舊有的巢穴中。因為這樣，我才可以裝載更多的醫學知識，我總是把《麻州總醫院內科手冊》從第一頁開始讀到最後一頁，然後再從頭開始讀過，並從中文版讀到英文版，之後在把幾年更新一次的英文版重新讀過；至於《華盛頓外科學手冊》、《心電圖學必備》、《Surgical recall》、《Textbook》等，雖然有些書，我讀起來還是很吃力，但直到現在，我從未有一天是不翻開它們的、至於 Up To Date 資料庫更是我每天的必修功課，因為醫學，每天都在我們看不到的地方快速的演化著，雖然我擁有許多影像學書籍，但還是很常看不懂，不過這些卻成了我的興趣、養分和挑戰。

我曾經在醫學院的教室外面，看到這些醫學生在上課時，隱約聽到了老師授課的內容，我非常羨慕他們，能夠接受很扎實的學習，我當時就在想，如果我也能坐在裡面，是多麼美好的一個故事。

對我來說，光是練習用超音波掃 IVC（Inferior vena cava），我就可以練習一個晚上還是學不會；光是判讀一張心電圖，我還是在看完好幾次心電圖必備後，呈現單盲狀態；平時，雙盲狀態也是常常發生的學習日常，可能正好我找了一個也不太會看心電圖的醫學生和我一起研究。

有一次，一個醫生和我說了一個笑話，他說兩個不會看心電圖的人，一起站在心電圖前面，叫做就 Double-blind research，然後那一天，我終於懂研究中的盲化所代表的意義。

我還是曾經把 Takotsubo Cardiomyopathy 判斷成 STT Change 的急性心肌梗塞，因為當時抽了病人的心肌酵素血液檢驗值是高的、波形看起來也確實是有變化的、連病人的症狀看起來都很像，所以我緊急找了心臟內科的總醫師、發了照會單、聯絡了家屬、醫師立刻進行病情解釋、總醫師立刻掃了心臟超音波，根據他的描述，看起來也有一點怪，我開了所有心導管的準備醫囑、開了抗凝血劑算好了劑量、護理師也很快速的把藥物泡好掛了上去，就當整個心臟科團隊用大陣仗準備緊急幫病人做完了心導管後發現，很幸運的是，血管的部分沒有阻塞。

記得第一次聽到這個診斷是在一堂晨會當中，而發現這個診斷的是一位日本的醫師，約在一九九〇年時發表的一篇文章，他發現如果在生理或心理產生壓力時，心臟會短暫的出現病變，並且需要和心肌梗塞做出鑑別診斷。

從那天之後，我終於學會，原來心電圖的世界，真的沒有絕對，後來我才發現，會看 II III AVF 和 S1Q3T3，已經是最基本的判讀功力。但或許，人生中許多挫折，並非最無情的結束，而是另一個新的開始。

當我第一次走進考場，站在考場外面要通過安檢門的那一刻，內心的激動澎湃，和緊張的情緒就好像要進到一個看不到盡頭的戰場中打仗，那一天的座位很擁擠，我隔壁的考生留著手汗，不停地用扇子往她的身上揮動、揮動的同時，卻仍然不停止地看著醫學的書籍，我記得她的雙眼，好像沒有一刻是離開書本表面的；記得當時就連上洗手間都有時間性，快接近考試時，會從一間教室被一起帶到第二間教室，在第二間教室有考官講解著 OSCE 考試的注意事項；記得當時那個在台上的負責人員不停地在台上說著，各位準專科護理師考生加油，我知道大家都辛苦了，為了這十五分鐘，我知道大家都花了非常大的努力，恭喜大家，在很不容易的情況下走到了這裡，或許是她的這一番話，讓我緊張的情緒漸漸地安靜了下來，我開始默默地找一個角落禱告。

而當時也有一起受訓的同學，在考前教我很多關於考試的所有診斷，其實我很謝謝他們，因為當時，我的腦中緊張到一片空白，就當我聽完考試準備事項，排隊進考場前，是在一間像是手術室的門外面等候，有進過考場的人，應該都和我一樣明白那種感覺、壓力，以及在考完那一剎那會出現的感動，我無法形容那種特別的感覺，但我忘不了那一天的那十五分鐘，當我終於站在考場外等待的那一刻，我知道這一仗我絕對不能輸、也沒有回頭路、因為這張得來不易的考試入場券（外科專科護理師結訓證書），是我用無數個眼淚、經歷、懊悔、失敗、挫折、熬煉、所換來的重生。

感謝上帝，最後我以92分的成績拿下了這一回合的另一張入場門票，當我看到成績的那一刻，我幾乎跪在地板上不停地感謝上帝，然後我依稀記得，陪我一起走過的家人和朋友也陪我一起哭了，就這樣，我學會了遇到挫折時，放棄絕對不會是最好的選擇，因此，我學會了勇敢面對生命中的軟弱和失敗，然後裝載越挫越勇的決心，用力地持續努力充實自己。

最終，終將迎來上帝給我們最適合自己的禮物，過程中，也會看見和別人不一樣的世界，重要的是，在這趟旅途中，我們都不會是一個人。

每個人都有一個生命中的關鍵時刻，大衛十七歲開始逃亡、三十歲時當上王，《聖經》中描述大衛的十三年，曾經被擄走全部的財產，他曾經用盡全力大聲哭泣。

在他最谷底時，出現了他曾經幫助過的人，但那些人卻不是來幫助他的，而是要反過來拿石頭打死他的。而在以色列巴勒斯坦外面的曠野，大衛有兩次機會可以反過來對付一直不停迫害他的人掃羅，但他始終不願意傷害任何人。

大衛三十歲登基作王，約瑟三十歲當上埃及宰相，後來我才發現，原來人在最低谷時，會面臨兩種選擇，選擇放棄或是選擇迎戰，而這也可能會是生命中最重要的一個，迎接成功前的最大挑戰，大衛在最接近黑暗的時刻沒有選擇放棄，而他選擇相信、選擇和上帝禱告。如果他在哭到沒有力氣時，或是被背叛時選擇放棄，我想，他可能沒有辦法成為以色列最榮耀的君王。

在這趟旅途的過程，我有時就好像一隻受傷且迷失方向的羊，直到現在，才讓我終於有了勇氣面對這一段最淬鍊的過程，然後就這樣，透過教會小組的禱告、透過上帝的話語，我好像全身再次充滿了所謂的力氣，就好像上帝再一次的把信心放在我的內心深處，感謝上帝讓我從這樣的熬煉中，看見不一樣的世界，活出不一樣的信心、走過不一樣的旅程、最終期待我能走出屬於自己真正的命定和計畫裡，因為火的試煉，是為了拔除、燒毀、淬鍊，才能重新栽植和建造。

《聖經》中這段話很鼓勵我，每一次當我覺得失去力氣時，總會不停的反覆看著這段經文。

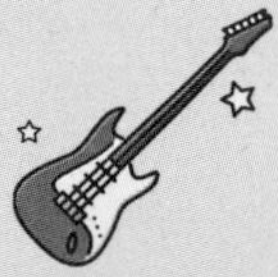

因此，你們要喜樂，然而，你們現今在各種試煉中或許暫時會難過，是要叫你們的信心經過試驗，就比那被火煉過，仍會朽壞的金子更寶貴，可以在耶穌基督顯現時，得著稱讚、榮耀和尊貴。——彼得前書第一章第六至七節

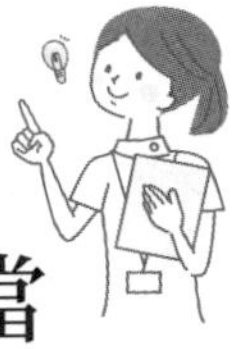

當對所有挫折產生免疫，傷口才會顯得面無表情

那時我還是某醫院的資深護理師（受訓中的專科護理師），在大禮堂上課的途中，約早晨七點四十分左右，我的公務手機突然響了起來，電話那頭是一個學妹，她告訴我說：「學姐，治療室中有個病人突然喘了起來，妳可以來現場看一下嗎？」

我到了現場後才發現，那是一個專為我而設計的大型考試，考的對象僅限我一個，而一切都是總醫師的安排，因為他覺得我需要扎實的訓練，所以我真心地很感謝他。

那天的考題是當病人突然喘起來時，我應該要學會立刻下什麼樣的醫囑和處置，以及做什麼樣的評估。

而在喘的當下大家都知道，第一件事情一定是測量生命徵象，尤其是看血液裡面的氧氣濃度（SPO2）、如果病人血液裡面的氧氣濃度小於95%，需要立即給予氧氣使用，但也要檢查生理監視器的波形是否完整、抽動脈血後不只需要判斷酸檢值、專科護理師要立刻算出 Anion gap；然後評估 A-a O2 Gradient shunting、V/Q mismatch，再來需要照胸部X光和抽血、心電圖、建立輸液通道；有時可能抽出來動脈的血液偏酸，如果PH值小於7.2可能需要立刻插管，昏迷指數小於8分也是一個插管的適應症；如果是代謝性酸中毒，要在算出 Anion gap 後想到要抽酮體、乳酸值，甚至抽電解質、鉀離子，一定要執行全身性的身體評估。

如果當下病人有發燒，需要抽所有血液，包括白血球指數、發炎指數、肝腎功能、進行血液培養，而抗生素的選擇對於專科護理師也是很重要的考驗。

我們常說格蘭氏陽性和陰性有一定的抗生素給藥法，也有針對每個器官最常使用的抗生素，一線、二線、後線的抗生素升階和降階，給的精準就是活命，給錯了便會延誤治療。

而專科護理師在判讀的過程中，如果在病人喘起來的當下就可以先評估是否需要給抗生素、先想好要給哪一個類別的抗生素，可以從身體評估、感染跡象判斷，但還是需要看抽血報告。所以評估病人就像是談一場戀愛，從過去、現在到未來，一分鐘內，全都要想起、評估、執行，重點是一定要快狠準，並在開單時全部一起開立是最妥善的，甚至如果要打 Penicillin 類的抗生素，會需要提早測試過敏反應，現在有些醫學中心已經不用執行、有些醫院仍然要執行。

根據實證的結果日新月異、規定也不同，最後心電圖，一定要立刻判讀，所以小專科護理師每天可以養成研讀《心電圖學必備》的習慣。

但對於專科護理師來說，看到病人時就要想起病人的診斷、過去病史、主訴、所有過去及現在正在使用的藥物、做過的所有檢查數據、上一次何時出院、是否有使用過抗生素、入院已經幾天了、最後一次的所有抽血報告數據等。

另外，所有的狀況都須第一時間反應，是否需要提醒護理師準備插管用物？如果病人需要急救，專科護理師也可以事先巡視過所有設備，眼睛從左掃到右是判斷用物、把病人從頭檢查到尾是身體評估、病人病況變化的當下一定要進行全套仔細的身體評估檢查；如果解血便的病人在使用完氫離子幫浦阻斷劑（proton pump inhibitor, PPI）類的藥物後，血壓值仍然偏低，除了補充點滴輸液以外，可以考慮輸血，而血紅素抽血檢查一定要開立，以及上下消化道內視鏡的執行。

如果還是找不到出血點，可以和醫師討論是否須執行 RBC scan 檢查，而如果當下可以立刻取得超音波機器，可以從掃病人的 IVC（Inferior vena cava）判讀病人的缺水狀態、評估病人體內所需的溶液量；但喘起來的病人不一定可以給很多點滴；但如果病人是右心衰竭，就需要點滴的給予；但病人有時會合併左右心同時衰竭，那給點滴與否便是一門很大的學問。

而所有的前提是，專科護理師需在醫師的指示下開立醫囑，所有的醫囑仍須和醫師報告、在醫師監督下進行開立，甚至仍然須遵照醫師的醫囑，但評估的層面，專科護理師可以期許自己，有能力跟上醫師的腳步。

這是當年醫師告訴我的，他說：「我要把妳當住院醫師培養，因為我希望能培養出一個不同的專科護理師。」而，一直到現在，我都還在持續努力朝這個目標前進中，但我很謝謝當年這一場考試。

很多大型研究中會呈現急救的死亡率和存活率，就像那一年我所在紐約看到的訓練一樣，如果利用擬真情境教學，會激發護理師的交感和副交感神經，增加護理師的照護品質和記憶力。

所以，只要我的病人一喘起來，在給予氧氣，確認生命徵象後，我會馬上詢問醫師：「是否須做抽血檢查？」

當然，通常醫師都是回答我：「可以。」

而我就會快速地開立醫囑，執行動脈血檢查，我也有個根深蒂固的觀念，只要喘、就要抽動脈血、血紅素、電解質、心肌酵素，詢問病人是否有氣喘。甚至有一次有個年輕女性突然喘起來，結果幫她抽了過敏源後發現，她其實有氣喘，只是一直沒被診斷出來，其實至今我仍然不確定這樣做是否會耗損醫療成本，是否有適當的必要性？

直到有一次有個醫師告訴我：「醫學沒有標準答案，完全是因為病人而異。」如果值班時放任病人喘一整晚，沒有抽血，雖然血氧在正常邊緣範圍內，但很可能會在隔天早上發現病人已經喘到昏迷。

所以抽血與否沒有絕對的標準，下處置就像是一門深奧的藝術，但和醫師討論真的很重要，因為每一次討論的過程，我都好像被上了一堂很精彩的課程一樣，而這些處置，其實真的沒有標準答案，動脈血的檢查結果如果顯示酸鹼值已經6點多，但沒趕上黃金時間插管，病人的預後可能會很差。

如果急性呼吸窘迫症候群，沒有第一時間處理，呼吸器和檢驗值的數據，計算起來是重度的等級，就算用了用俯臥通氣（Prone ventilation），放置葉克膜，或許也沒有很好的效果，可能在兩天後，病人就因急性呼吸衰竭死亡、甚至出現併發症。

醫院中，床數的喬動，科別轉床，是醫護人員每天必經的行政業務。我聽過一位學姐說過一個很特別的故事，而那個故事是造成她離職的原因。

有一位七十歲的女性病人，送到急診時，醫護人員非常快速地給予插管，在急診待床，這時因為已經插管，下一步就是要立刻安排加護病房，有使用呼吸器的病人確實不能在急診待床，因為急診室就像戰場，一分一秒都很重要。如果有呼吸器，真的會增加很多人的負擔，而且因為急診床數太多，沒有專責護理師照顧的話，其實並不安全。

於是那天，急診也快速地安排下去，但當時整個加護病房只有一張床，而這時負責控床的人員剛好接到電話。

有位二十歲流感重症的病人在病房，尚未插管的原因是因為病房今天都是比較資淺的護理師，沒有準備插管和照護的能力，然後值班的醫師正在上刀，建議還是到加護病房再插管，內科加護病房的學姐評估後，立刻請醫師優先把二十歲的病人轉下來插管。

但是這時，醫療團隊接到一通關照電話，是值班護理長，電話內容是「因為這個在急診待床的七十歲女士，是某主任的親戚的朋友，需要關照，如果有床必須優先送，因為稍待祕書會詢問狀況。」

於是醫療團隊繃緊神經接了這床七十歲的病人下來的同時，那位二十歲的年輕人就在當下失去生命徵象，急救三十分鐘後無效，宣判死亡。

後來當那位內科學姐和我說這個故事時，我在想那位二十歲年輕人的家人，該怎麼面對這樣瞬間的絕望？

或許這位七十歲的病人需要床，但是她已經插管，或許可以在等待一些時間，或借床到別的加護病房。

但即便在臨床上，我們曾經有過無數個為什麼，我們仍然可能在無數個為什麼中遺憾、在無數個疑問中難過、也在無數個疑問中學會生命的熬煉和意義，對我來說這件事情適合引發熱烈討論，但是卻沒有真正的標準答案。

評估病人就像是談一場戀愛，從過去現在到未來，一分鐘內，全都要想起、評估、執行、重點是一定要快狠準。

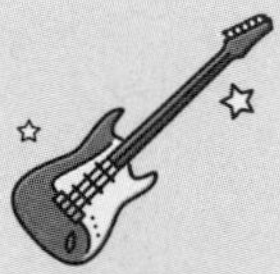

原來我們這暫時、輕微的患難，正為我們帶來極重無比、永恆的榮耀。

——哥林多後書第四章第十七節

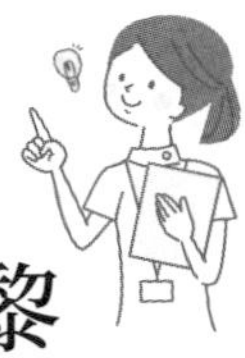

黎明前，最黑暗的時刻

深夜，在便利商店買了一杯冰黑咖啡，當時我的工作角色是受訓中的專科護理師，可以在醫師的監督下開立醫囑，而我最喜歡的工作項目就是身體評估。

在我剛入行時，其實沒有很習慣去看每一床病人的狀況，我總覺得發完藥後，就可以直接坐在護理站前打記錄；甚至在專科護理師實習中，我曾經也有出現過一些壞習慣，以為可以不用實際走到病床旁評估和探視病人，用電話和電腦就可以判定要給病人什麼藥。

因為我其實只要從診斷、藥物、處置、影像學、主訴、症狀，就可以在醫師監督下進行開立醫囑的任務，就像很多護理師都知道，發燒給Panadol、燒得太高或有疼痛給NSAID（Non-Steroidal Anti-Inflammatory Drug）加胃藥；想吐時給一針Novamine；睡不著時給xanax；尿不出來時，如果懷疑是攝護腺肥大的問題給Harnalidge，可以先測量餘尿量，尿量大於300ml給予單次導尿一次，如果單次導尿過後，還是一樣解不出來就給予留置導尿；如果病人四肢很腫脹，有時可能會懷疑是心臟或是腎臟的問題，可以看一下近期腎功能的抽血報告，或開立一些相關抽血檢查，驗一下二十四小時肌酸酐清除率（Creatinine clearance rate），看一下最近的心電圖報告是否有變化，聽一下心音（心臟的雜音評估）、看一下頸靜脈是否有怒張的情形；如果呼吸喘的問題被評估後，發現是和肺部相關，可以給一些 Bronchodilator 藥物，但有些吸入性的藥物副作用可能會導致心跳加快

低血鉀的病人要計算 TTKG（腎小管鉀離子濃度梯度），用數據評估是腎臟造成的流失，還是腸胃道造成的流失，鉀離子的補充也是一門好玩的課題，針劑的補充和口服藥的換算，要給多少劑量可以補充到多少數值，其實都可以換算，就像類固醇的針劑和口服換算一樣；反之如果是高血鉀的病人，心電圖中的 T 波會變得比較尖，PR 間隔和 QRS 寬度會拉長，有時會突然發現 P 波消失了，而光是高血鉀的治療就有約六種以上的藥物可以使用，甚至會進行到血液透析（也就是洗腎）。

最重要的是，每一個處置前皆須測量生命徵象、評估、看所有報告、想到十種以上的鑑別診斷，再一一排除，這其實真的很重要，血壓藥物的使用不外乎 CCB （calcium channel blocker）、ACEI（angiotensin-converting enzyme inhibitor）、ARB（angiotensin II receptor blocker），各自有不同的作用和副作用。

像有些藥能降低蛋白尿；有些洗腎病人因為避免鉀離子過高，所以不能給某些類型的血壓藥；糖尿病藥物的使用，如果是針劑，最常使用的就是胰島素，1U 可以降低的血糖值有大概的評估方式，然而口服藥物的使用像是 Glp-1、Sodium-glucose co-transporter 2 inhibitor 等的使用方式。

專科護理師更需要隨時注意，有時病人的血糖藥物類型很容易重複開立到同一個類型，或是病人的胰島素還持續打著、但照顧者並不知道病人已經換成口服藥了。

甚至有些病人因為疾病因素、進食狀況很差、在沒有吃飯的情況下仍然打了胰島素或吃了口服血糖藥物，所以有時病人送進來時，昏迷不是因為撞到頭部，而是因為血糖值過低所導致的昏迷。

曾經我遇過一個病人，送進急診時很嗜睡、腦部電腦斷層顯示一切正常、瞳孔大小也正常，測了血糖才發現只有 29 mg/dl，胃出血的病人除了等待排胃鏡以外，PPI 氫離子幫浦阻斷劑（proton pump inhibitor）類的針劑藥物，有時在值班時也很常開立，甚至有時不會只給一支藥物。我曾經有遇過病人需要二十四小時給予這類型的藥物，就會使用一台機器讓藥物可以持續地給予。

另外，會抽血看病人血液中的血紅素數值是否足夠，還須評估是否需要安排立刻開立隔天的輸血及抽血；如果是大量解血便或吐血的病人，除了用鼻胃管引流外，可能需要加上生理監視器、轉加護病房、隨時監測生命徵象、注意血液裡面氧氣的濃度變化，甚至可能需要安排 RBC scan（核醫腸胃道出血掃描）、胃鏡和大腸鏡、隨時輸液，並且監測全身的進入和排出的體液容積量，因為這類型的病人血壓值很有可能會偏低，而且一定要密集抽血觀察監測，最好能轉加護病房放置 A-line。

如果遇到突然發燒的病人、不一定是感染造成的，一定要透過開立抽血、測量 WBC Classification，最重要的是還是要從頭到腳做一次身體評估。因為我曾經在一個發燒到39度的病人身上，發現腳部的地方有一大塊紅腫，結果其實是痛風導致的，後來加了一顆 Colchicine 就退燒了。

還有一次，發現一個一樣高燒到近39度的病人，用了很多抗生素，且在身體評估中的問診，發現他其實有腹瀉的症狀，在檢驗了 Clostridium difficile toxin A&B 後發現，其實是因為困難梭桿菌感染導致的發燒，給了抗生素幾天後情況就漸漸好轉。

某天，我在加護病房遇到了一個住院醫師，他帶著我從第一床開始身體評估到最後一床，從頭評估到腳、聽診器、叩診槌、筆燈，他用的全都是非常專業且高級的設備，白袍上的血漬隨著衣服退去的顏色更顯得清晰，但他每一個評估動作，卻看起來精緻且優雅。

我跟他學習身體評估時，不自覺對醫師這個行業產生濃厚的尊敬，他不僅教我聽了每一床的心臟雜音和心音的聽診評估方式，更是教了我好多種病歷不同的寫法。

突然，他停了下來，站在某一床插管的病人前面，他把聽診器交到了我的手中，讓我聽病人的肺部呼吸音。當時我很認真的聽了一次，我說：「呼吸音 Crackle（呼吸音中常見的濕囉音）。」

他臉色突然沉了一下後說：「妳再聽一次。」

於是我拿起聽診器再次仔細地聽過一遍，我說：「心音是 Systolic murmur 呼吸音，我覺得還是 Crackle。」

他微笑，不厭其煩地繼續對我說：「妳再聽一次，兩側一起聽。」

聽完，我回他：「好像我反覆聽的那一側的聲音比較小。」

這時，他突然說：「這個病人妳聽的那一側沒有呼吸音，因為他肺癌末期多處轉移，整個肺部從片子上來看都是腫瘤，妳聽到的那個聲音，並不是擁有一點水氣的呼吸音，而是腫瘤堵住的聲音。」

那時，我震撼住了，卻永遠也忘不了那一瞬間，當時我想：「我會永遠記住那個聲音。」然後我忍不住再次看了病人的電腦斷層影像學，果然整個片子上都是腫瘤。

從那時候開始，我便開始學習醫師，每天身體評估，從病人的頭到腳，視診、叩診、觸診、聽診，不放過任何一處，甚至呼吸器的設定，所有點滴藥物有哪些，結合護理端一起評估，看所有管路是否到期、阻塞，以及所有從病人身上流出的液體顏色、傷口，甚至病人的病室是否乾淨。

偶爾我還會請家屬給臥床或插管的病人敷上面膜，或是擦拭保養品，甚至詢問家屬是否有想請院內的洗頭人員，幫忙病人進行頭部清潔等。

我突然覺得，原來那些我曾經以為微不足道，或是肆意妄為地想以冷漠對待的所有過程，那些我曾經不在意卻容易疏忽掉的每個細節，終將為我的職業生涯留下一點一滴遺憾的累積。但如果我認真對待每一個故事，則所有的收獲，或許終將無窮無盡；如果我選擇用無所謂的態度，去對待所有醫療的過程，在未來，或許我所失去的，便不會只有如此而已。

我曾經因為病人的死亡放聲哭喊，也曾經因為生命的逝去隱忍了很多的情緒，但我卻永遠忘不了病人的生命被失而復得救活瞬間的那份喜悅，許多人說最理性的是醫護人員，最感性的也是醫護人員，我想也是這份理性與感性帶來的情緒衝擊和焦灼，讓我永遠也放不下這個使命感，許多朋友很羨慕我的工作，我卻在夜深人靜的時候，更加羨慕那個在工作時刻認真的自己。

記得有次我剛上班就接到一通公務來電，病人血壓值瞬間下降，血氧無法測量，我快速抵達現場，卻發現病人已無呼吸心跳，進行急救流程後病人恢復生命徵象，也進行了氣管內管插管（建立病人的呼吸道），但在血液動力學（呼吸、心跳、血壓、血氧值）不穩定的狀況下，我必須快速找出病人發生此狀況的可能原因。

當下和醫師討論後，開立了許多抽血和檢查，但通常排檢查是為了讓診斷能夠有更多的排除條件，也就是疾病的排查，當時病人的所有檢查都正常，只是動脈血液比較酸，醫師給病人下了呼吸衰竭的診斷，後來將病人送入加護病房，但因為是夜間，只能先觀察，進行症狀處理。

當晚我剛好在和值班醫師討論研討會發表文章內容，我直接問了他：「如果病人呼吸喘，血壓、血氧瞬間下降，抽血值包括心臟功能抽血值都正常，胸部X光檢查也沒有顯示肺部有問題，我覺得會不會是肺動脈栓塞？」

後來在值班醫師的監督下，我開立了抽相關血液檢查，D-dimer抽血起來也偏高，但是那個抽血指數卻不能代表一切，如果是肺動脈栓塞，最好的診斷工具是電腦斷層。

我問他：「S1Q3T3、D-dimer偏高、病人血氧偏低、給了ambu後還是拉不上來，插管後要檢查嗎？」

他回答我：「妳給我一個不做檢查的理由？」然後我們一起笑了。

我想醫師明白這點，但當下的我卻非常執著，對我來說每個醫療決策背後都有目的和理由，隨時都有千變萬化的可能，當我想將不可能變為可能的同時，我又默默地提醒自己：「我只是個小專科護理師。」但我又問了自己：「我還能做什麼？」

於是我開口問了醫師：「我還能做些什麼？」然後他推一台小型的超音波機器，我以為他要讓我掃描心臟超音波，但他掃了病人的足部，並且掃到了血栓出現在腳部的影像學現象。

我才知道這個病人可能因長期的血栓問題，血栓從腳部移動到了肺部，後來醫師開立電腦斷層檢查，確立了病人的診斷，也立刻進行處置和治療。

而我終於明白，醫學的世界裡，沒有極限，除非自己，用經驗替它設了限。

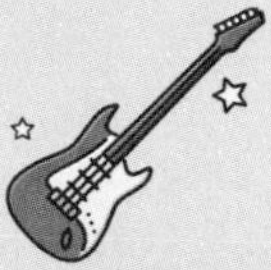

得智慧勝似得金子，選聰明強如選銀子。——箴言第十六章第十六節

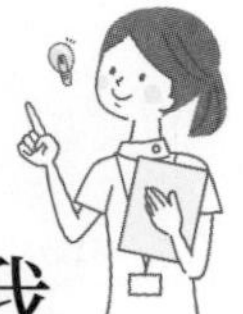

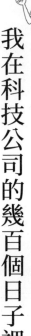

我在科技公司的幾百個日子裡

在許多企業科技公司，幾百萬的訂單來往已經是家常便飯，好比走在紐約的街頭，處處是高聳絢爛的大廈、漂亮的裝潢、新穎的設備。

學生時代，老師總說護理是一門藝術，直到我進入科技業後才發現，原來醫療和科技的結合，才能開啟另一個藝術的層次。

新媒體滲透我們的生活，而我們可以透過高科技拍攝製作所有VR的醫學教案；和各大名校及醫學中心合作，透過全世界的科技，包含人工智慧、VR遊戲、影像，搭配動畫的製作、視覺界面設計、Adobe、網頁製作、建模軟體、醫療劇本的寫作、拍攝、戲劇，所構成的虛擬實境，或許能因此看到世界各地最棒的手術。

許多醫學生透過虛擬實境遊戲進行OSCE演練、急救訓練、中醫、藥物學等練習，甚至透過虛擬實境影像抓出分子、細胞、疫苗的製造中，相關所須的原子、蛋白質等，一切的畫面，皆可透過視覺的傳遞有沉浸感，在不同的地方開會討論。

雖然我們在不同的地方，仍然可以共同看著同一個立體的影像，就像是兩個不同的國家，可以透過虛擬實境、元宇宙，共同在會議中一起研發疫苗、討論病情，甚至醫學手術也可以透過此方式進行教學。

那一刻，彷彿走進了時空的膠囊，預先抵達了未來世界。你試想，在二〇五〇年，會不會所有東西皆可被智慧化？我們離不開城市空間，更離不開科技的思維？

但其實，我們仍然擁有不變的初衷，因為即便我們有高端的智慧、科技的語言，將病情告知和倫理議題用新媒體的方式呈現，如同美國的小學生就開始學寫程式，我們能跟上時代的腳步，卻永遠還是在口袋深藏了一本，《麻州總醫院內科手冊》、《回憶外科學》。直到有一天我發現，原來，醫療的某個部分，是永遠沒有辦法被科技、機器所取代的，但前提是，我們要學習得夠扎實。

其實我很習慣在口袋放一本英文版的《麻州總醫院內科手冊》，它是我的安全感，也是陪伴我在專科護理師工作值班的一個好武器，更是許多實習住院醫師人手一本的寶典。

我有一本記錄了許多醫療專業的紙本筆記，但直到我在唸博士班期間才發現，怎麼人手一台 iPad，透過子彈筆記策略，更有思維地整理著所有我們的邏輯和思路；用電子化的手寫功能方式做筆記，隨時將自己想看的文獻下載後在上面標注。

科技的進步給一些比較資深的教授帶來許多的衝擊感，聽一個很資深的教授說：「我在國外唸博士班時，文獻需要到圖書館看紙本，還有一些是用刻字的，紙本的文獻查閱非常的困難。」因為很多文獻不是用一般托福的單字，而是晉升到 GRE 系列甚至更高階，無法用口語化或字典，甚至是一部電腦就能完全理解內文的意思，埋頭苦讀成了某個跨時代的記憶，深藏在許多資深老師的心中，也成為許多新一代科技新穎教授們無法理解的過去。

隨著科技結合醫療，我們不止節省了時間，更是在資訊爆炸中找到更多的知識和價值。我很喜歡 JAMA 的一篇研究，他研究遊戲對於醫師造成的影響，他把醫師分成兩組，一組打遊戲、一組不打遊戲，比較工作成效、病人的疾病治癒率，統計出來的結果發現，打遊戲的醫師不僅工作成效高，更是提高了病人疾病的治癒率。

當然寫到這，我不是鼓勵大家不上班都去打遊戲，而是我在企業工作中學到了一個道理，創意才能激發潛能和學習動機，如果沒有創意，我們永遠也不知道，原來達文西手術可以降低病人的感染率；原來VR遊戲可以精準地幫助許多醫學生，透過虛擬實境增加學習的樂趣、成效；皮亞傑的遊戲理論，運用了感官探索著世界，讓認知和文化有更多的發展層次，形成了精熟的學習，而非生產的學習。

還記得有一次外國委員到醫院評鑑時，走到兒童病房的第一句話是，轉身來問主管：「你們的遊戲室在哪？」他用很驚訝的表情看著在場所有官員，並表示怎麼會沒有遊戲室？於是那天我在公司健身房的跑步機上想著這個故事，才發現，我也曾經幻想過，醫院也有像公司這樣的健身房、漂亮的遊戲室、抒壓的按摩角落。

記得有一次，我在護理站打著記錄，突然有一個病人推了行李到護理站，她問我：「請問我的房卡呢？你們有提供浴袍嗎？我剛把車停在樓下，把鑰匙交給你們警衛，請問他會把我的車開去停車場後，把鑰匙送到樓上嗎？」

其實我當下是真的可以同理她的感受，因為或許在未來的某一天，當科技真實的進步到我們可以有全自動病房時，我想，不僅護理專業不會消失，我們還能透過科技的進步，讓生活更加便利、讓住院有更好的品質、也讓醫護人員能夠在一個高科技的智慧醫院工作，彷彿電影場景一樣真實呈現。

在深夜，伴隨一杯冰涼的瓜地馬拉手沖咖啡，寫著如同廣告的文案，設計著不同的遊戲、劇本，默默地報名了最近一期的建模軟體和動畫設計，又默默地隨手翻了兩本財經雜誌，租了一個新北市七坪大的白色小公寓，每天背一百個英文單字，養成早上和晚上健身跑步的習慣，自律生活卻成了我的日常。

因為在這個隨時會被取代的城市，引以為傲的不是我過去有多少風光，而是我每天可以為世界帶來什麼更新的知識和眼界，不單單是文字的衝擊、職位帶來的安全感，閱讀帶來的豐富、生活和工作帶來的歷練，更多的是我該如何將我所有的感官和視覺打開，如同有些文字工作者、創作者不喜歡在旅行時帶相機，總喜歡用眼睛和心去感受這世界的美好。

我一直覺得自我的內在充實遠勝過外在，後來才知道，原來一單生意，和救活一個病人其實一樣，皆需要內在和外在的保持、舉手投足的魅力、發自內心深處的智慧和談吐、果決和睿智的判斷、永遠保持好奇心和創造力，以及不迎合卻隨和、隨遇而安卻不失自我的心態。

因為在醫院工作時，我的主管教我急救的第一堂課就是「急救時要優雅，人數不要太多，卻要發揮最大的功能，領導者要保持冷靜清晰的頭腦，舉手投足不可莽撞，對病人的疾病要有好奇心，對病人當下的處置決策要有睿智敏銳的判斷。要跟隨團隊的合作，才能為病人創造最大的效益，而不論情場、職場，皆如此。」

從小我就知道經驗學習理論的重要性，這是一套從美國心理學家建立的專業理論架構，在進入科技業工作後，我更加深入探討過這個模式。我的工作讓我擁有很多微妙的心態化學變化，因為我從來沒有體驗過，這麼特別的職業。

我們的工作是幫許多知名學府拍攝醫學或護理教案影片，從編寫劇本、拍攝剪輯、產品製作、題目設計，不僅需要把我所有以前所看過的書拿出來統合，也需要做更多的研究，來佐證我所有的經驗是對的，面試前的英文測試，更加讓我對科技業的人才產生很大的敬意。

另外，還有邏輯和數學測驗，其實我從來沒有參加過這種大型面試，以前畢業拿到護理師證照後是參加校園徵才，面試也不會有太多的問題，但我當時的直屬主管，在設計上是非常厲害的一個領袖，他讓我介紹手術室的環境。

我翻了一下我的資料庫的電腦檔案，因為參加專科護理師訓練的關係，其實我幾乎看過各種手術，也有許多擔任助手的機會，但我一直在想要怎麼把我的介紹資料變得更加吸引眼球，我看過設計系的很多報告，讓我打從心底覺得很敬佩。

於是我跑到學校的醫學圖書館中，查找古老的手術室圖片和介紹，我才發現原來醫學比我想像的更加神祕、複雜且有趣。以前的醫師是沒有白袍的，他們穿著沾滿血跡的襯衫外套，甚至手術器械都非常的簡便，他們沒有科技，有時甚至沒有麻醉藥，手術台甚至就像一個開庭的法庭，旁邊坐著的是醫學生觀眾，人力資源不夠的狀態下，主刀醫師直接在一張不能升降的小床上開刀等。

後來我將現代手術和過去手術做結合，在整理資料的過程，發現很多以前的老師和學者寫過的資料、記過的敍事、畫過的插圖、流傳下來的每張圖片，讓我彷佛回到那一個世紀，並深深地投入在整理資料的過程，坦白說，這是我決定投入這個行業的原因，因為這份報告，開發了我另一個思考模式和潛能。

直到我入行後，總能在每次的新項目、討論，甚至和許多大醫院、學校、衛福部的高層主管開會時，開啟我另一個思考空間。當我不斷地提高內心的視野層次和世界，我才知道，原來過去我不是被關在白色巨塔，而是我雖身在白色巨塔，卻以為那是我的全世界，我並不知道外面的世界有多大，不知道人類可以有多少極限。

像是我們公司的醫療遊戲開發、各種互動式教案影片、人工智慧和醫學的結合，都是我內心深處最想觸碰的領域，對比過去的開刀房環境，現階段來說，我們有最新的手術方式，像達文西、冷凍治療等，甚至運用虛擬實境模擬手術，我們擁有幸福的醫學環境，能進行各種不同的研究，後來我把統計重新跑了一遍後發現，原來過去的手術死亡率和現在的手術死亡率，簡直是天壤之別、天差地遠，原來，科技和醫學共存時，我們不僅要學會接受、更要每天不停地創新自己的思維和眼界。

我在設計教案或醫療劇本及遊戲的同時，不斷地回過頭，才明白，原來我在醫療業走過的每個白天，以及投入每本醫學書籍和研究的每個深夜，那些因為工作所攢下的淚水、經驗及學習，其實，都是我生命中最珍貴的淬鍊，未來，我也期許自己繼續在醫療和科技道路的旅程，能有更多的付出，科技是我們很棒的輔助的工具，但那些我們在醫學中所有一步一腳印的拾獲，才是永遠也無法被取代的真情流露。

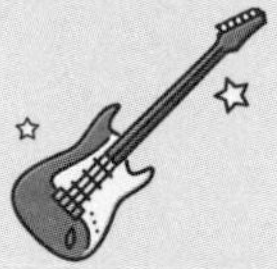

接著，我看見一個新天新地，因為先前的天和先前的地都已經過去了，海也不再存在了。——啟示錄第二十一章第一節

CHAPTER

05

被迫與生命對話的那兩年

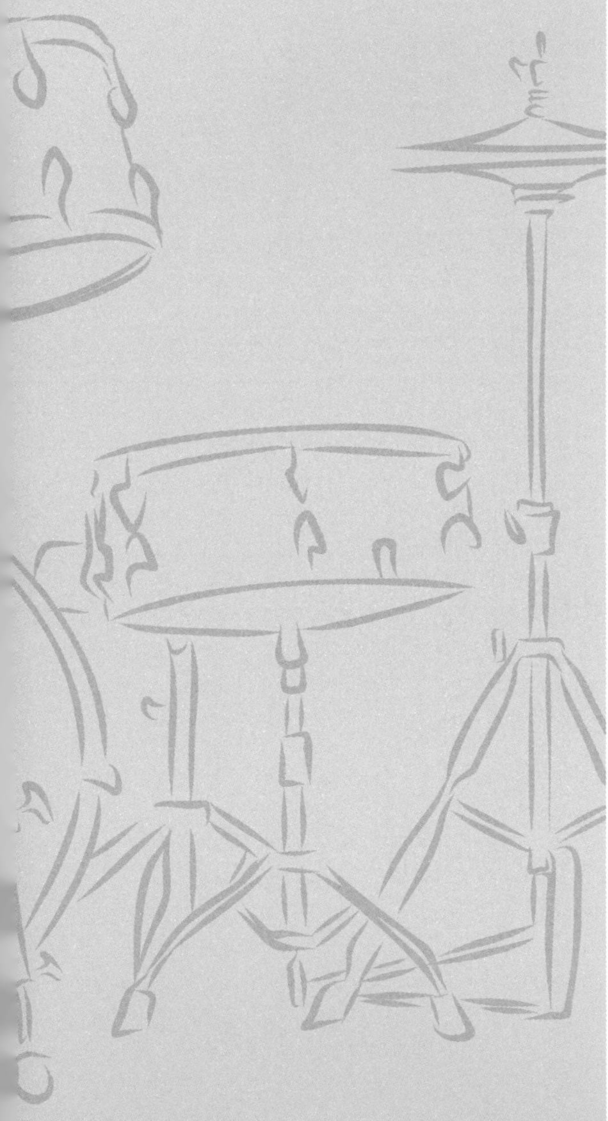

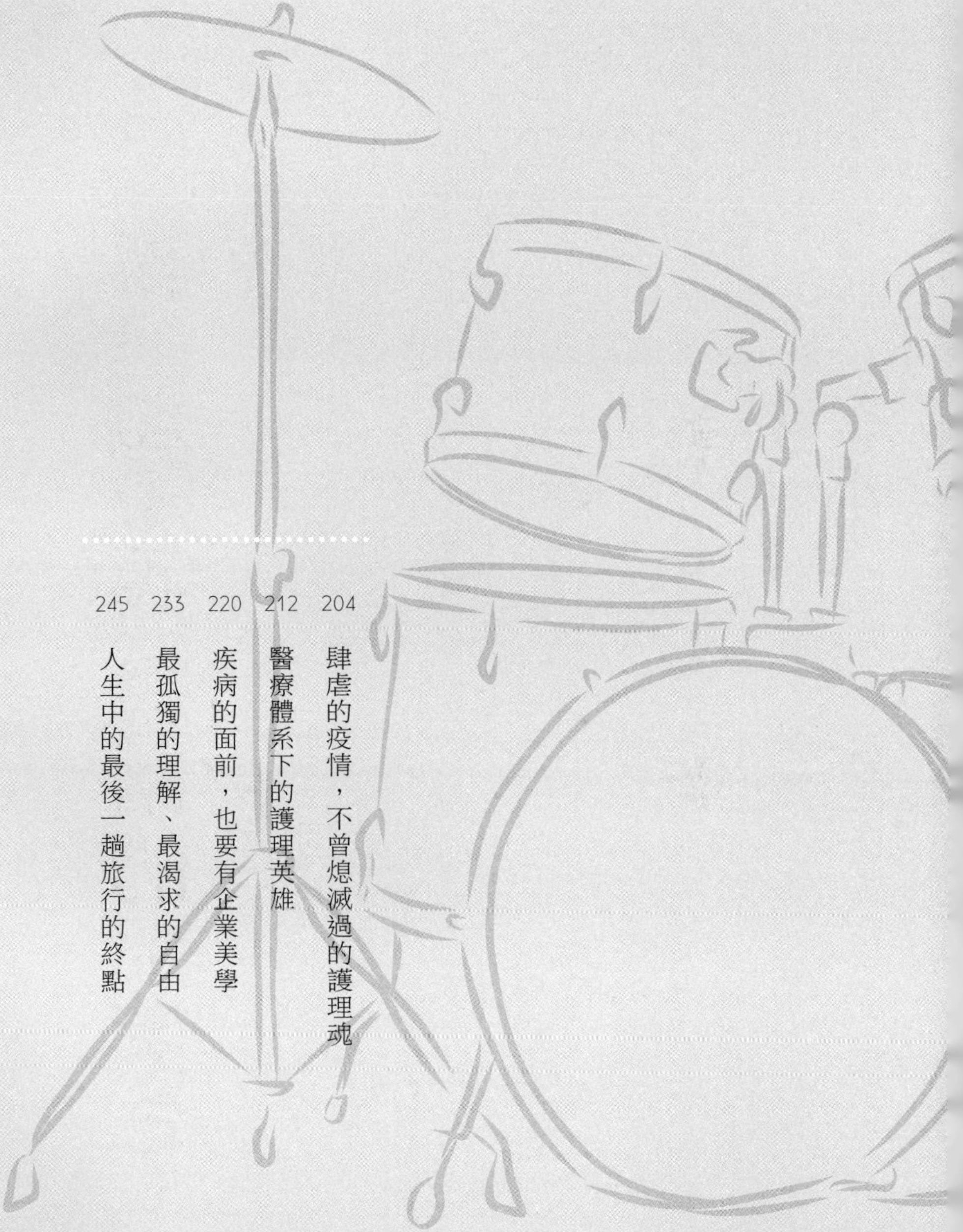

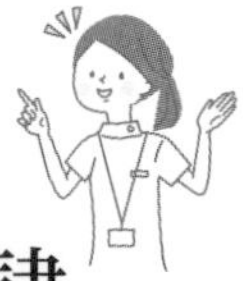

肆虐的疫情，不曾熄滅過的護理魂

當城市熄了燈，生活的樣貌變了調，城市的節奏亂了步伐。那一年，疫情肆虐，當我們衝鋒陷陣到疾病的水深火熱之處奮鬥時，是否記得那一年在護理學校加冠的誓詞？于謹以至誠，在上帝及會眾面前的宣誓，亦或者在照顧病人的過程，我們被迫留在醫院或旅館不能返家時，想起了還在家中替自己提心吊膽的家人。

新型冠狀病毒性肺炎改變了這些日子裡城市的樣貌，我們用兩年的時間，讓我們的醫療體系上了很深的一課，疫苗和病房數量的不足、護理人員半年內離職人數超過數百人，身心疲憊也成了常態，更是有護理師因為工作而受傷。

記得那時在網路社群媒體上的大致事件描述如下：當筆者踏入病房的早晨，看見她的同事滿身的鮮血，腹部被刺傷等，此篇的多媒體發文，看似震撼了醫療界，其實真正的醫療人早習以為常、見怪不怪，因為醫護人員每天遭遇各種不同社會事件的機率非常高，對我來說，每天都是好幾場和生命的搏鬥和拔河。

對有些毫無感覺的人來說，這或許是記者可以撰寫的新聞稿標題，或賺人熱淚的一篇文章；但對我來說，幫醫護人員發聲的人很多，可是就算發出的聲量再大，也可能毫無立刻見效的影響力，就如同那些因為此次疫情而死亡的病人一樣。

文章熱度可以炒一個禮拜，但真正要面對嚴峻挑戰的那些家屬、病人、護理師，又有誰能真正關心他們的需要。

據說因病房數量的不足，以及無法使用中央空調怕感染的需求，須將冷氣關閉，包括手術室，病人只能使用電風扇或扇子來解熱，在這炎熱的夏日期間，又有誰能真正忍受如此的折磨？此病會發冷或燥熱，而沒有空調對大多數人來說，確實是非常痛苦的事，每個國家的氣候不一樣，但就台灣來說，冷氣是不可或缺的必需品。

疾病給我們上了很深的一課，卻讓我明白，其實疾病不可怕，可怕的是人心，因為人心的鬆懈；因為我們對待此疾病的態度；因為我們用自己的以為去了解所有人的以為；因為我們的恐懼，甚至是我們無法忍受自己待在家隔離不做任何事情的孤單和不習慣；因為我們面對未知的世界，讓我們的心思意念，先被魔鬼給吞噬。

去年疫情剛發生時，我正好在讀碩士班，因為看了許多國外文獻對於疫情相關的研究或報導，以至於我很想深入探討和研究，此疫情所參與的照護者的心情，所以我深入調查了許多一線醫護人員的心路歷程，同樣地我也參與在照護的其中，雖然是以專科護理師的身分，但是也實際地踏入病房中訪談了許多夥伴。

記得在訪談過程中，和一位主管聊到：「有個護理師提到她當年參與SARS的照顧行列，於最前線救治病人，然而當時，尚未有感染科的保護和配套措施，因此他們在照顧完病人的三天後，被關到一間地下室的房間，所有護理師都被關在裡面，他們不能出去也不能回家，甚至被限制了人生自由。」

其實當下我真的半信半疑，我從來不覺得有醫院敢監禁護理人員的人身自由，直到我看見護理師哭泣的淚水，聽著他們說著自己因為照顧此類病人，如何被家人和身邊人排擠的訪談內容時，我才深深明白，所有的無可奈何都是被埋沒在食物鏈最底層的事實，因為那些浮上檯面的理想，掩蓋了不分日夜奔向前線的護理英雄。

聽朋友說，在她所在的醫院裡，有一位護理師是個孕婦，疫情剛發生的第一天，接到醫院的通知，當天他們開了一場會議，而她懷孕中，第三胎，已在醫院服務了十幾年，會議內容是，長官告訴他們：「你們身為護理人員沒有選擇病人的權利，現在起，所有人需要輪流支援感染科確診或疑似新冠肺炎病人的病房，如果你們不同意，那就必須提出相對的證明。」

當下有護理師詢問長官：「如果病人剛好需要急救，我們來不及穿防護設備，那我們該怎麼辦？」那時長官卻以沉默作為最後的回應。

其實這話我聽完也是半信半疑，我不相信有任何從業人員或醫療人員會出此言，但此話題引發我深深的省思。或許在疾病的面前，我們真的毫無招架之力，甚至毫無用武之地，多年來的武功，早已在疾病面前煙消雲散，而去年剛發生疫情時，全世界甚至還沒有任何疫苗可以注射。

當這位護理師準備進去隔離房時，她的腦中突然有了很深刻的畫面，畫面中有她的丈夫和三歲大的小孩，以及生養她的父母和腹中尚未出生的寶寶。我知道，她不想去，但在她進入這個行業前，會接受很多的訓練，包含學理上的訓練、技術上的訓練、還有道德上的訓練。

她也想起加冠時南丁格爾的誓言、她想起學校老師告訴她的幾千年前流傳至今，在護理界很有名的一段話：「燃燒自己照亮別人」，以及護理人員沒有選擇病人的權利。

她想著因為疫情的關係，老公失業、家裡的父母還需要她的照顧、房貸車貸尚未結清、小孩的費用支出，以及尚未出生的孩子，她知道自己不能沒有這份工作，但她如果因為照顧病人而確診，甚至傳染給自己的家人，該如何面對這樣子的痛苦？如果她確診後，又傳染給身邊的家人，是否會遭受到旁人的歧視和責罵，甚至遭受到社會媒體的渲染、醫院的無薪假、隔離的費用、被公開後對生活的影響和恐懼，甚至是面對自己生命上的逝去？

我不知道她該如何一邊負荷照顧病人的壓力，以及自己可能確診和傳染的擔憂、一邊面對可能被隔離無法享受正常生活的恐懼，還有懷孕後感染可能無法使用藥物治療的擔憂？在如此百感交集的狀態下，她卻茫然地接受了那場會議的最終定案，於是她進到了隔離病房工作。

為了避免感染給家人，她決定獨自住到飯店，她打了一通電話給她的小孩，告訴三歲的孩子說：「媽媽要出國出差，可能會有一段時間沒辦法回家。」然後交代她的丈夫，如果她不幸被感染，或著就這樣再也回不了家，請他要好好照顧孩子及所有的家人，而因為她已經被選擇當天就要進入隔離病房，所以她無法再次返家。

當時我聽到這裡，我不禁思考，在她學生時期要踏入護理界時，是否在她規劃的美好未來中，存在的便是滿腔熱血地踏入臨床、結婚生子的幸福過生活、時而平淡時而波折，卻不曾想過，在她規劃的所有美好未來想像裡，可能有一天她進了病房卻再也出不來，不是因為她本身的疾病，而是因為她照顧了一個從國外被確診而回國治療的病人後，不幸染疫身亡，與家人天人永隔。

滿腔熱血所適用的所有臨床醫療人中，不論年資或年紀，不論護理學生或護理師，皆曾經在心中有個小小的畫面，如同踏入感染科病房時的那一刻前，護理師和家人的對話，彷彿將家人、同事、病人全都安排好，唯獨沒有安排自己，將生死置之度外的護理人員其實不占少數。

但對我來說，大多護理人員都是善良且願意付上代價的，因為在學校到醫院的臨床養成計畫中，早已培養了許多護理師堅忍不拔的毅力、危及時刻不慌亂且沉穩內斂的性格，以及處之泰然的臨床絕佳技術，也孕育了許多優秀護理前輩，自願衝到第一線照顧病人，以及不斷地流傳在護理界中。

我曾經覺得這是個很美的佳話，卻在自己面對這一切選擇的時候，第一次覺得護理師考試的選擇題其實不難，因為人生的選擇題，雖然只有兩個選項，答案卻可能要用一輩子去換得。

其實肆虐的疫情，並不會熄滅所有護理人的熱情，我想不論多少年，都不會改變，從 SARS 到 Covid19，不會因為疾病的困難影響護理熱情，因為那些扎根在所有護理人心中的那顆種子，種下的是極大的內在信念和信心。

但真心希望世界能善待這些前線英雄，不只是口號的呼喊，而是讓他們有足夠的物資、讓人民有足夠的疫苗和防護、讓醫療體系有充足的量能、讓護理師有溫暖的避風港、在經濟的資源上能給予真正需要的人協助。

像是醫療物資的採購、疫苗的採購，而並非利用雨衣取代防水隔離衣，利用高長的時數或威脅的言語，讓這些有經濟壓力的醫療人員不公平的被分配著工時和報酬，因為前線的失守，將會帶來極大的傷害。

疾病的無情大不過人心恐懼所生出的絕情，那些失業和領取社會補助的人民，是否願意投身於醫療志工中，協助病房的清潔消毒、協助護理師的訂餐及送餐服務、協助非醫療行為的事宜，甚至是和病人或家屬電話溝通安慰的服務協助，我想服務設計，或許就是用在這。其實疫情給我們更多的創意和發揮思考的空間，甚至給我們更多的創業機會，與其每天喊著失業、怨天尤人、拿著手機對著行政單位或新媒體產業憤世嫉俗，或許可以反向思考，停下腳步，想著自己生命的價值，或創造屬於自己的價值，收起抱怨，投入服務。

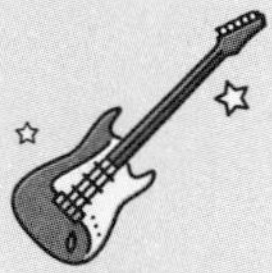

余謹以至誠，於上帝及會眾面前宣誓，終身純潔，忠貞職守，盡力提高護理專業標準，勿為有損之事，勿取服或故用有害之藥，慎守病人及家務之祕密，竭誠協助醫師之診治，務謀病者之福利。——南丁格爾誓言

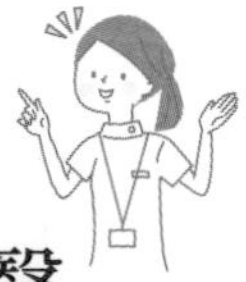

醫療體系下的護理英雄

在疫情的肆虐下，記得去年還在做新冠肺炎的研究，也擔任專科護理師的角色，在第一線照顧感染科的病人。事隔一年後，我的文章終於發表在台灣衛生雜誌，一個非常高分的期刊，卻也在同一年，疫情突然大爆發，讓大家措手不及卻束手無策。

其實研究新冠肺炎的人非常多，有國內外的科學家、教授、醫護人員，各樣職類的學者，而當時我使用了一套分子生物學軟體，裡面有內建一個6LU7的結構，那是我第一次用虛擬實境的遊戲，走進新冠肺炎分子構造的世界，像是走進另一個時空，我近距離看著這個奪走許多條生命的病毒，外觀美麗，卻總是在毫無防備的每個瞬間裡，奪走許多家庭的幸福。

在這一年突然爆發新冠肺炎疫情，讓我想到一年前我在雜誌中發表的研究論文，題目是〈照顧新型冠狀病毒性感染病人護理師之心路歷程〉；後來雜誌編輯還參考了國外的評論方式，請一個知名學者幫我把評論寫在雜誌的另一個專欄。

我那時才明白，一篇好的文章，才能引起共鳴、引發熱烈討論，所以我很感謝台灣衛生雜誌的編輯部，也很謝謝幫我寫評論的老師，後來我接到一通校外老師的電話，她說她無意間發現，這個題目在一年後，也有碩士生拿來當論文寫。

其實，我覺得這個題目真的很值得寫，當時我在敘述時，內容涵蓋了校園、社會、醫院，而在文章結尾的地方，我提到希望能把感控和防疫提早帶進校園，讓護理系的學生在校園時，就能接受到新冠病毒的感控教育，讓感染控制成為我們生活的一部分，因為變種的病毒就像是一顆動脈瘤，小小的、外觀看不出來任何殺傷力，但破裂時，可能會當場死亡，就像埋在身體裡的一個定時炸彈一樣，因為看透了疾病的善於掩飾，所以對於空氣埋藏的那些病毒更顯憂心。

在寫這篇研究時，原本的設計是將所有數據量化，但量化的數據，卻無法真正的描述醫護人員內心深處的感受。當門關上，在所有醫護人員無數個奮鬥的日夜，不容喘息的，只為了救活一條生命，為了讓這些病人有更好的生活品質，團隊不惜付出一切的代價，最後得到的回報，卻可能是也得到疾病，而並非世界的善待。

有一次，送來的是一個境外移入的確診病人，這位病人血液裡面的氧氣濃度在一瞬間突然下降，氧氣從鼻導管換成最高濃度流量的面罩，但血氧（SPO2）卻仍然無法回到正常值，胸部影像學X光顯示浸潤情形變嚴重。那時醫師評估，病人可能需要氣管內管放置，當護理師在描述過程時，她說：「我今天進去隔離病房後，就沒有想過我要出來。」這句話雖然平淡，但我深刻地知道她此刻的內心感受和糾結。

我們的職業總是教我們，要燃燒自己、照亮別人，要有無私奉獻的精神，後來進入臨床後我才明白，原來大多數的醫護人員並不會只是把它當成一個口號，而是扎根在潛意識和意念中的印記，當遇到每件事情，我們總是要先把最有可能發生和最不好的事情先想起來放著，然後用最快的速度去避免掉可能發生的所有最壞打算。

這不是我們想太多或恐懼，而是經驗告訴我們，疾病永遠不會照著課本的運作，因為當事情發生時，大多數是來不及準備的，奪取生命只需要一秒鐘，但救一條生命，卻需要好幾天的時間做準備。

如同在轉送感染病人時，要考慮的相關因素太多，中央空調會不會影響整棟樓層的病人？感染運送需要多少人？有多少暴露的風險？裝備的數量是否充足？因為當緊急事情發生時，我們真的無法控制裝備的數量，對我來說，裝備每天都要盤點，因為我曾經看過，有護理師用雨衣當隔離衣下去照顧病人，雖然不是確診感染者，但也是其他疾病的高風險感染者。

當護理師的臉上被口罩壓出了痕跡；當醫師因為插管被噴濺到眼睛造成感染；當護理師回家後，家人不讓他一起同桌吃飯；當被隔離衣浸濕了整件衣服，也只能硬著頭皮繼續發藥給病人，甚至參與急救。

因為當我們有片刻的停止或喘息，便會給魔鬼留下很大的餘地，我們無法操控疾病的發生和進程，因為這是一場未知的硬仗，沒有任何理由退讓，很有可能因為我們的一個鬆懈，下一秒就造成無法挽救的局面。

其實當時，我真的很想用流淚的內心告訴全世界：「醫護人員真的很需要大家，如同病人需要醫護人員一樣。」

我們總是說醫護人員很辛苦，但又有多少人，能真正感同身受那種獨自在隔離病房內照顧病人，面對病人死亡和自我感染風險的那種絕望和恐懼？面對病人或家屬的每一個痛哭和無助的眼神，我們又何嘗不會放在心底一輩子？在工作時，有些人會儘量不去想自己的家人，甚至有些醫護人員已經做好不回家的準備時，會和家人在電話中說些道別的話。

當我在做這份研究的途中，我看了很多國外的文獻，出現了許多崩潰的醫護人員，甚至在國外，有醫院成立了健康支持小組，但那些醫護人員卻還是每天在痛哭失聲後，繼續上崗工作。我們從未受過大量傷患死亡後，該如何調適的大型專業訓練，且我們的心其實跟大多數人一樣，會對每一個生命有感覺和情緒反應。

而少數人以為，確診後就像是在病房住飯店一樣，在裡面看電視、玩手機；有人送飯；有人量體溫；有人幫忙打針；不舒服時，按一下紅鈴就可以呼喊團隊；可以舒服輕鬆享受健保資源，卻不知道裡面有些病人飽受的身心靈壓力和折磨。

因為有時，怕醫療儀器被干擾，裡面不能使用手機；另外，如果是新擴建的病房，不一定有電視可以看，裡面的世界幾乎與世隔絕。病人完全失去自由，也不會有人和他們說話，因為醫護人員有時一忙起來，除了要照顧病人，還要喬床位，要花好多時間穿脫隔離衣，以及消毒、寫記錄、對藥物、給藥、打電話。基本上對於病人心靈層面的照護來說，不是醫護人員不願意滿足他們，而是醫護人員身上，背負著太多的使命和人命，一個出錯，可能就會全盤皆輸。

這場和生命的搏鬥中，不是用金錢或口號，甚至幾篇文章，就能解決的狀態，而醫護人員或許有發放獎金，但是否每一位一線醫護人員都能順利拿到應得的獎勵，我不敢妄下定論，是否能真正的公平分配或發放？

但從大多數訪問得知的結論，其實他們工作時，真的只是想著我是一位護理師，我是要照顧好眼前的病人，這是我的工作，也是我的責任，卻沒有想過，要求回報。這世界不存在公平，疾病對所有人都不公平，就算我們都會生病，但在身體產生的反應都不相同，而有時遇到緊急情況時，還會得到一些家屬的不理解，甚至言語暴力，當然也有許多暖心的幫助和鼓勵。

每當看到臉書中有圈內的同事說：「今天的臉貼上人工皮，因為被口罩壓得受傷了。」或是看到一些護理師打完疫苗出現副作用，但隔天，明明已經嚴重發燒了，卻因為人力不足，仍然必須返回工作崗位，而在每天超量及超時的工作中，偶爾要忍受同事間相互的抱怨及情緒。

在人員的調動上，曾經有主管不願意主動到一線或踏入病房區，並選擇坐在辦公室裡分配人力、調配人手；甚至懷孕的人員，都可能被安排去第一線工作，而我當然明白醫護人員沒有選擇病人的權利，但是卻又在幾個瞬間覺得，每大都有好多我們覺得想要改變，卻無力改變的事情。當然，也有在隔離房中，身心煎熬的醫護人員，有些病人曾對我說過：「醫護人員很辛苦，我被她打十針都沒打上是應該的。」但卻不知道，其實這已經嚴重違反醫療的原則。

但事後想想，若醫療真的能有更多的科技加入，是否會出現像電影中演出及呈現的模樣，所有人來住院都像是來度假，不分貧富貴賤，不分職業、年齡、性別，不分疾病、態度，都會有專責的人處理生活所有大小事；專科護理師一樣可以開藥後給醫師核對、醫師負責診斷處置及手術？這個遙不可及的夢，不止一次出現在我的夢中，但如同世界上沒有完美的處置、沒有完美的醫療，我們只能在不完美中盡力地將一切做到完美。

從來沒有人會想到，進來醫院後，可能會永遠也出不去，但我卻在這次疫情中聽到許多醫護人員表示：「想著進來照顧病人後，就抱著可能這輩子出不去的打算。」

我不知道一個人的勇氣或決心可以大到什麼程度？一個人的自私或無私可以延伸到什麼境界？但是我卻知道，救活生命需要決心、放棄生命需要勇氣，而為了別人的生命放下自己的生命，犧牲和家人的相處時間，甚至拋家棄子地認真對待每一條生命，不論辱罵掌聲，仍然永不退縮、堅持到底，這是否值得我們深思熟慮，在醫療大體系和制度中這樣的一群人，真正需要的，是否遠不及我們所看到的如此表潛和片面。或許，每一個病人都需要醫護人員更多的關懷和溝通，而每一位醫護人員更是需要大家的理解和支持，並在那些美好和焦灼中，相互理解、互相陪伴，然後我才明白，原來這才是那些堅持中，真正的答案。

救人的過程，就像是一場無動於衷的寂寞，我們從不曾失去過對生命失而復得的喜悅，也不曾對逝去生命的疼痛感到麻木，卻在面對每一個和生命領地拔河的過程中，像是經歷了一場喧囂的別離、像是被烈火焚燒過後的大雨滂沱，然後再一次將所有驟雨狂風的記憶，在輾轉不寐的夜晚中瞬間遺忘，繼續拾起那份勇敢，前往下一個和疾病爭戰的旅程。

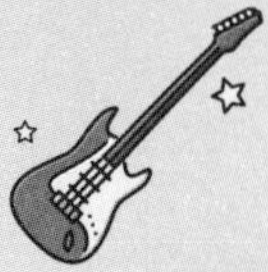

» 凡為我喪掉生命的，必得著生命。——馬太福音第十六章第二十五節

» 神要從他們的眼中抹去一切淚水，將來不再有死亡，也不再有悲傷、哭泣或痛苦，因為先前的事已經過去了。——啟示錄第二十一章第四節

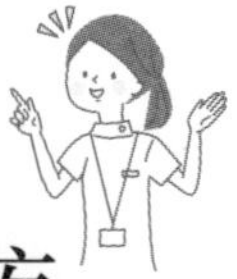

疾病的面前，也要有企業美學

我認識一位很厲害的外科女醫師，她開刀技術卓越，對於病人能夠客製化不同的醫療計畫，且不僅僅在學問上有成就，更是有豐富的教學和演講經驗。我一直覺得她是全台灣最特別的醫師，因為我從她的身上，看到了另一種藝術美學和醫療的結合。

她創立了一個舞蹈運動的協會，而且由她本人親自帶領病人跳舞。從她高超的舞技和精湛的醫療技術中，我彷彿看到了不一樣的醫療世界；從她動靜態平衡的舞蹈當中，我看到了她所帶出不同層面的生命價值。

後來她也成立了一個幫助病友的協會，從她為病人做的每件事情中，我彷彿看到了醫療價值的最高境界。因為她不僅僅讓許多病人找回最初的自信，也讓許多人漸漸走出疾病的悲傷和恐懼，並再次回到生命中最綻放的自我狀態。對我來說，這是醫療的另一種企業美學，而我們經營的，是販賣名叫幸福的心情。

有一次在和一位醫師開會時，討論到關於 pattern recognition 結合認知學習理論的概念，我一直想設計一套醫學與科技結合的 OSCE 軟體的遊戲，讓更多的醫學系或護理系的學生，可以在臨床問診上，提升更多的技能和知識。

這個概念不論國內或國外，很多老師和公司也都非常熱烈地討論過，因為問診其實很重要，有些醫師和專科護理師可以在一個病人的主要診斷敘述或症狀中，想出一百個以上的鑑別診斷，並且精確地開出檢查項目，不僅能減少醫療資源的浪費，更能將檢查項目開地精準且無誤，並能降低病人的感染率和住院天數。

但夢想，終究無法輕易取代現實，因此這個項目一直停在聊天討論的階段，但我永遠記得那一天，在那一個小時的討論中，我發現以前在臨床上，我們總是運用 LQQOPERA 進行簡單的初步問診，在對病人進行身家調查後，給予全身性的系統性評估和身體評估，我以為這樣的訓練就已經是很不錯的問診學習方式，但那位醫師說：「我覺得如果照這樣的方式教育，可能不出兩年，所有人都可以跟機器人一樣，該問到的絕對可以問得到，如果把時間拉長，這樣的訓練方式其實並沒有任何問題。」

但是在教育裡面，他希望能更強調出學生的思考過程，例如：拍攝一個影片後，讓學生反向找出影片中的設計過程和問題，引發他們有更多的創意和思考，更能從內容及對話的過程中，找出另一個層次的新思維模式。而有些老師則會運用翻轉教學合併一些學習理論，發展在許多護理系的學生中，像是這種大型的模擬訓練，在醫學領域其實很常發生。

以前在學生時期，有一門護理急重症的課程，大約六至七個人一組，要考試的人先進入示範模擬訓練教室，然後老師會架上一台攝影機，讓其他學生可以在另一間教室觀看考生的影像。接著老師會出一個考題，像是寫出某一個虛擬病人的基本資料、診斷、入院經過，並會給考生一份醫囑，然後讓考生開始練習從交班、如何接手這個病人，以及進行護理過程、照護到急救的流程。

其實這些訓練，每天都在臨床或學校上演，甚至有很多國內外的教案拍攝，都會往這個項目發展，甚至專科護理師每天的技術考試，也都在模擬這樣的情境，從問診到鑑別診斷和處置，我們就像一個被刺激著思考的機器，背下所有的劇本。

一直以來，我覺得這樣的訓練就已經很頂尖了，因為在每年的這些考試中，考上執照的人並不普遍，有些人考了快十年，也都沒有考上；有些人或許因為剛好碰到曾經背過或練習過類似考題的題目而考上，例如：主訴是下背痛，就可能是泌尿系統的問題，像是腎臟結石、或脊椎滑脫；如果是胸痛，就有可能是主動脈剝離或心肌梗塞；如果是呼吸喘，就有可能是肺炎，或是慢性阻塞性肺疾病、肺動脈栓塞等。

這些我們背到滾瓜爛熟的劇本，或許對考試真的很有幫助，但是那天，有人提了一個問題，許多人在台下準備很完善的那些考題，卻在到了臨床後，變得似乎沒有彈性，他不會想到可能呼吸喘的最終診斷是血糖值飆到一千多、是因為 DKA 或 HHS 造成的喘、或是腎臟方面的疾病所造成的喘，甚至考慮到腎臟疾病和高血壓的關聯性。或許病人入院的診斷是骨折，但專科護理師可以從問診中發現，或許是因為腫瘤轉移所造成的。

記得有一次，我接了一個四十歲左右的男性病人，急診的入院主訴是肺炎，收進內科，我打開電腦報告，抽血檢驗值看起來沒有感染的情形，當時他沒有喘、但是

CXR 片完全看不到 CP angle、很像是積水，pulmonary minor fissure 看起來被往上拉了一點點，我想從片子檢查肋骨，但從胸部 X 光上看起來沒有斷裂。

我問他：「你左邊肩膀痛嗎？」因為他左邊的影像學檢查看起來有肺積水，但我們無法確定是血還是水，這就是鑑別診斷前好玩的地方，因為有太多種可能，就好像玩密室逃脫一樣。

病人回答我：「左邊的肩膀已經痛了好幾個月了，幾乎舉不起來。」但是他本身有運動的習慣，所以病人表示：「我覺得可能是運動傷害。」

我又繼續用很輕鬆的語氣問他：「那你這幾個月體重有減輕嗎？」

他回答我：「有。」

我繼續問他：「瘦幾公斤？」

他自豪的和我說：「我瘦了八公斤。」

聽完八公斤的回答後，我大概心裡面的第一個鑑別主診斷已經出來了，但我還是繼續問診，我問他說：「這和你運動有關嗎？」

他回我：「肯定有關係，一定是因為運動，所以我瘦了。」

然後我又繼續問他：「那你會去運動，是因為覺得自己肺活量不夠，所以才開始運動嗎？譬如說你會突然覺得爬樓梯或走路變得比以前喘和費力？」

此時他猶豫了一下，然後他說：「對，我覺得從去年開始我的肺活量變差，連爬兩層樓都覺得有點吃力，所以我才覺得會不會是因為運動量不夠，不過也可能我真的老了。」

我看著他的太太和女兒，我不禁開始了同理心氾濫模式，或許我能夠想像接下來他們一整個家庭，會面臨什麼樣的抉擇和生活、會面臨什麼樣的情緒和挑戰，但當時其實我還沒辦法確定，因為胸腔引流判讀結果報告還沒出來，然後我繼續問他：「最近有咳血痰嗎？」

他說：「有，可能因為太乾燥了。」

就在幾天後，報告出來了，從電腦斷層、骨頭掃描顯示，確診為肺癌第四期、合併骨頭的轉移。然後我突然覺得人生，真的有好多忽然，鑑別診斷就像一場密室逃脫的遊戲一樣，只是遊戲和人生終究無法相提並論。以前我總是會說生命就像是一場華麗的遊戲人間，但那一個時刻，我多希望這只是我在打遊戲的揭曉謎底而已，但那一刻卻是最真實的人生。

我記得當醫師和他們全家公布報告結果時，家屬所流露的表情讓我好難忘，他女兒的年紀差不多是國小，然後我就想起了國小時的自己，我心疼地看著那個女孩，和看著哭泣的妻子。那一刻，我好想告訴全世界的人，珍惜生命是人的一生中最重要的事情，因為我們能夠活著，真的好幸運。

我突然想起，我在一個喝太多冰咖啡而睡不著的深夜，自己架設了一個密室逃脫的 OSCE 模擬網站，雖然只是一個草稿，但我卻覺得，希望有一天真的可以把它設計出來並公開。

那是一個小專科護理師公主練功坊的遊戲，在專科護理師的那十五分鐘考試中，考官會給大家一個主訴，而主訴可能只會有一個胸痛，然後大家就會開始繼續問下去，像是可以指出你痛的位置嗎？你的疼痛是哪一種痛？是悶痛、鈍痛、還是撕裂般的疼痛？疼痛指數中，如果 0 分是不痛、10 分是最痛，可以告訴我你的痛是幾分嗎？有沒有轉移到其他部位，譬如說背部或腹部？什麼狀況會加重或緩解？有沒有伴隨其他像是噁心嘔吐、心悸、胸悶、喘，或其他部位疼痛等症狀？

接著可能會繼續問，最近有沒有撞到、摔倒、或創傷？有沒有因為此症狀的原因，去診所就醫或拿藥過？然後開始詢問有沒有抽菸、喝酒、檳榔，以及中西藥或其它用藥史？有沒有過去病史，像是高血壓、心臟病、糖尿病、中風、胃潰瘍、肝炎、消化性疾病、氣喘、精神用藥，或是有開過刀或住過院？

如果病人說他有糖尿病，我們可能會問他，請問是用服用藥物的方式，還是用打針的治療？如果是針劑，要問針劑的種類，因為現在的針劑種類非常多，除了混合性、單方的、複方的，還有像是腸泌素等，千變萬化的藥物，有時也可能是很多個種類混合使用。

最後再把病人服用的所有藥物的藥名輸到腦海裡，如果病人有高血壓，會順帶一提，藥物怎麼吃？是單方還是複方？家裡有血壓計嗎？然後知道種類後，要馬上確認所有副作用，並詢問病人，血壓大概都控制在多少？

如果病人說曾經中風過，我們會問他是左側還是右側？有曾經伴隨失語症狀嗎（就是無法說話）？然後如果有中風或心臟病，會問是否有服用抗血小板藥物或抗凝血劑？因為外科的病人很多都要手術，這類的病人可能會因為要預防大出血，而須停止服用藥物直到手術後。

如果是有氣喘的病人，可能需要問病人是否有在使用氣喘藥物？像是一些支氣管擴張劑。另外，也要詢問使用方式，例如：像是每天固定使用呢？還是喘時急性期才用？是否有合併類固醇的使用？等等。

要詢問病人是否有服用中西藥物的習慣，因為很多中藥和西藥共同使用時，易有藥物中毒或藥物成效影響的狀況，另外，草藥和保健食品也是可以加入問診的項目。

若是開刀，甚至會問到病人開刀的地點、是否有傷口的存留、開刀的時間，然後接著繼續問病人，家族史中是否有慢性疾病，再把所有家屬遺傳史，都記錄得很詳細，原本總覺得紀錄太多遺傳病史好像沒有用處，後來自己在做研究時才知道，有些基因的遺傳性研究，可以用來蒐集資料。接著繼續問病人食物或藥物的過敏病史，如果病人說有，就要繼續詳細詢問藥名或當時的狀況，然後接著問病人最近是否有體重減輕的狀況，再來就是詢問旅遊史、職業史、接觸史、群聚史等。

感情和婚姻狀況我也會詢問，因為我曾經遇過一個病人，送進來時是肺炎，事後發現病人其實有毒癮，因就在我們要幫他打針時，發現他的手上有很多針孔，後來我們果斷驗了CD4及其它檢驗相關數據，找到了HIV（人類免疫缺乏病毒）的診斷。

小專科護理師和病人的聊天真的很重要，因為那些診斷的蛛絲馬跡，可能全都會在對話或觀察的過程中一一浮現，最後一定要問，是否曾經有施打過新冠肺炎的疫苗？因為診斷很可能會是你想不到的，例如：因為施打疫苗所產生的副作用，像是心肌炎等。所以，每一個問診和病人的回答，都有意義存在。其實我寫到這裡，還有很多問題和技巧，沒有完全贅述，而當真正在考試時，要問的東西可能會更多，且更細緻。

進行到了問診的部分，會從頭問到腳，簡單敍述就是會詢問病人，最近是否有覺得頭暈、頭痛、視力模糊？頭部是否於最近有撞到，或突發性的出現腫塊？最近有覺得眼睛癢、痛、畏光嗎？是否覺得鼻子或耳朵有流出東西來？是否會覺得嘴巴失去味覺或發麻？嘴巴或口腔內是否有破皮的情形？眼睛是否有發黃或顏色改變？是否有在脖子或身上摸到腫塊，或出現傷口紅疹？是否會覺得喉嚨癢、喉嚨痛或吞嚥困難？是否會有手發抖的情形？是否會覺得胸悶、胸痛、心悸、呼吸喘？是否會覺得胸口灼熱、噁心嘔吐？排尿或排便型態有無改變？是否會覺得四肢變得比較腫脹或痠痛，甚至無力？是否會覺得最近走路時，步態不穩或說話和過去有差別？指甲部分是否有顏色改變，或突然出現不尋常的線條？

問診結束後，就會換到身體評估，身體評估也是從最可能的診斷中開始檢查，然後再從頭部、五官；評估到足部，以及十二對腦神經，因此各種診斷武器都要在這裡使用。此時，腦中可能會自動浮現非常多鑑別診斷，再從中挑出三個最有可能的診斷，然後進行原因說明、處置。例如：我懷疑病人主動脈剝離，因為病人有撕裂般的疼痛，且一側的手的橈動脈脈搏減弱。

假設是一個車禍送進來的病人，在病人清醒的狀態下，一定要問病人，是先胸口痛起來後才發生車禍，還是先撞擊後才產生疼痛；如果病人是腹痛，那鑑別診斷又會出現更多可能性，不只是常見的闌尾炎，評估到 peritoneal sign 可以聯想到腹膜炎，更有可能是主動脈剝離到腹部，或是從聽到腹部血管槽音，發現病人是腹主動脈瘤作祟，但也有可能是胃出血，甚至腹痛也可能和心肌梗塞有關。

所以每一個鑑別診斷，都會從問診和身體評估找到答案，而我這個網站的設計，是以童話故事為概念。

網站裡的遊戲，如果過關了，王子就可以找到拯救公主的線索；如果王子沒有順利破關，就會繼續停留在壞皇后的教室內上課，且必須繼續答題目、練等級，但中間的設計細節滿有趣的，我一直好希望在未來的某一天，真的可以把類似的網站做出來，讓更多的護理師或小專科護理師，當成抒壓的遊戲或練等級的小天地。

我還設計了一個公主版的遊戲，像是因為公主很想化妝，所以她必須過關才能拿到所有化妝品，而從拿取保養品開始，就是一個考題，但網站中比較著重在筆試的題目，期待有一天，元宇宙越來越被開發出來後，我可以找到真正的合作者，把這個遊戲做出來。

醫學沒有絕對，腿部骨折的主診斷，有可能是腫瘤轉移造成的，足部疼痛的主診斷，也有可能到後來被發現，其實是肺動脈栓塞。

甚至有一個醫師，看一眼病人整個人的狀態，就猜到病人的心臟其實已經三條血管阻塞，需要立刻進行開心手術；重度的肺炎合併慢性阻塞性肺疾病的病人，也有可能因為喘、發燒、無法進食，而開始嗜睡，且嗜睡的原因並非動脈血抽起來檢驗值變酸，而是因為住院中有好幾天未進食，導致血糖過低。

我那時在想，如果我很喘時，其實是一個完全無法進食的狀態，如果當時沒有點滴輸液，我一定會比病人還嗜睡……。

這就是小專科護理師好玩的地方，你可能看到數以千計的病人，經歷許多則不同的故事，但卻可以從一天又一天的護理照顧中，找到那份屬於自我的評估功能，或許這就是這位教授的 **pattern recognition** 教學。他寧可拍攝許多的影片，讓學生從影片中發現問題，如同中醫的望、聞、問、切，這些全都是屬於身體評估的範疇。

一個很厲害的身體評估，或許不用太多外在的工具，但卻需要敏銳的觀察，以及大膽卻又細膩的假設，從一次又一次的反思經驗中學習，最終，讓這份工作的價值和病人的權益，達到不同的效果。

護理不僅需要藝術，更需要品牌創意和謀略，加上實證的科學和細膩的評估，透過不同領域的結合，創造出不同的醫療企業美學。

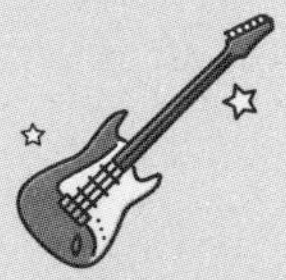

» 你澆透地的犁溝，潤平犁脊，降甘霖，使地軟和；其中發長的，蒙你賜福。——詩篇第六十五章第十節

» 雲彩將雨落下，沛然降於世人。——約伯記第三十六章第二十八節

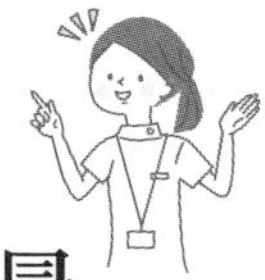

最孤獨的理解、最渴求的自由

在醫院裡分為兩種家屬，其中一種是住在家屬休息室或病房的床旁邊，不眠不休、膽戰心驚、提心吊膽成了他們每天生活的狀態，看似面無表情且心情平淡，事實上卻無一時刻不在擔心自己的家人。

然而，在病房不停歇的時空旅程中，總會有很多的突然。突如其來的家屬，多半講話都非常大聲，不論社經地位的高低，總是想要讓所有醫護人員知道他們的存在。他們廣播似的大肆渲染著自己的身分和地位，卻在我們細微的觀察中發現，這一類的家屬，其實比誰都害怕，且沒有安全感。

但他們害怕的不一定是病人的狀況，有時候和他們的人格特質、過去經驗有關，或是他們害怕一切的局勢超出他們所能控制的範圍。

那天，有位家屬走進病房時，對著在病房外在走廊核對藥物的我，突如其來地咆哮，她對我說：「醫師呢？醫師呢？小姐，我前幾天剛從國外趕了回來，怎麼和我上次看到他時又瘦了這麼多，是不是在醫院住的不好？妳們有給我弟弟吃飯嗎？妳知道我是誰嗎？我跟你們院長可熟的，我弟他現在狀況到底是怎樣？我昨天打電話到醫院，妳們誰和我說不能在電話裡解釋病情的，開玩笑，為什麼不能在電話解釋呢？醫師到底來了沒？我要找醫師！」

然而當醫師來後，這位家屬的笑容在那一瞬間變得燦爛，就好像一整片海芋全盛開時一樣的陽光且美麗，但說完這番話後，她又轉過頭對她弟弟溫和地說了一些話，然後快速走了出去。

我站在原地看著病人，我問他說：「你不舒服嗎？」

當下我覺得我在病人的身上，看到一種極度淡漠的狀態，那種生命狀態，我的直覺和嗅覺都告訴我，可能有一些故事，就好像一種，他不愛自己、不愛這個世界，他就好像一個失去靈魂的軀殼，像一個活在別人期待中的孩子，極力想要掙脫，那種絕望的張力，不是顯性的，而是隱藏在很深的世界裡，挖不出來。

我不知道他怎麼了，但他的眼神引起我的好奇心，而當時他還是持續沉默著。

這個男孩給我的感覺很憂鬱、滄桑，那是種不應該在他這個年紀擁有的表情，其實許多醫護人員在遊走江湖的過程中，會被迫訓練、提高自己的敏銳度，也對於病人的每個表情和狀態，循序漸進地提高瑣碎的觀察力，而他的入院原因是割腕自殺，我走進病房時，他不是在寫日記，就是在看著窗外發呆。

陪伴他的是他的媽媽，而他的媽媽看起來面容非常憔悴、疲憊，他們是住單人病房，當我走進病室內時，總是能輕易感受到些微壓抑的氣息，安靜且孤獨。

所以每次當我要走進去做治療時，都會感受到一股無形的壓迫感，當時我去接這個病人時，翻閱了急診病歷，主訴就寫著自殺的英文，而當時醫師和我說：「開一包點滴就好，其他藥物不用，明天會診精神科前來探視。」

而我一如往常地，詢問完病人的完整病史、幫他做完評估後，離開了病房，但那一夜，我幾乎每一個小時都偷偷到他病房外，觀察他的呼吸狀況，因為我總覺得，像這種類型的病人，二次、三次自殺的可能性很高，尤其是在醫院裡。

而那天我剛好值夜班，我就這樣不停地在病房區來回走動著，而那一夜，看似平靜，卻是我入行以來，最焦灼的一個晚上。

半夜三點多，我持續往病室內探視他，他的媽媽安穩地睡在陪客椅上，病人也蓋著被子，睡在床上，我看了一下他的呼吸型態，突然覺得怎麼好像有點偏快，於是我回到護理站，想要拿血氧機偷偷夾在他的手上，然後我輕輕地拉開了他的被子，夾上後發現，血氧值85%。

我又看了一眼，血氧機上呈現的波形是正常的，病人的身上卻蓋了三層被子，於是我把燈打開，病人的整張臉顯得很蒼白，但他的另一隻手上全都是血，血液流了整張的床。

原來，病人又再次選擇割自己的手，想二次自殺，然後我立刻按了紅鈴，請團隊支援，急救車、電擊器，全都被護理師推來，醫師也進來了，後來病人除了血壓偏低外，血氧值在使用高流量氧氣和給予甦醒球就有恢復過來。

我將他手上的血止住後，進行傷口換藥，並在醫師同意下給了兩瓶點滴，也抽了一些血液檢驗值，而病人因為血紅素偏低，需要給予輸血。和醫師討論後，也用了基本的抗生素，後來病人漸漸醒了過來，然後護理師開始每半小時就去探視病人一次，雖然這個看似沒有藥物需要給予的病人，卻像一個最難治療的未爆彈一樣，好像隨時會爆發，他是我遇過入院時醫囑最少的一個病人，但卻是我們花很多時間處置的一位病人。

隔天早上，我幫病人換傷口的藥時，發現他的手上充滿著非常多細微的傷痕，然後我和醫師還是把他的媽媽請到了病房外，和她進行溝通。他的媽媽說：「其實他一直長期在外面住，幾乎不回家。」他的媽媽也已經好幾年沒見到他，他的媽媽說：「這次他回家時，像是變了一個人一樣。」病人之前，是交了一些朋友後才離家出走，然後漸漸地越來越不愛回家，之後也和他的女朋友搬到外面住。他的媽媽說：「他這次自殺應該是因為他的那個女朋友想和他分手，因為他在家拿著刀自殺時，口中一直喊著：『為什麼要離開我？』」

那天我們聽完這個很戲劇化的故事後，我突然在想，這好像是我遇過最難醫治的疾病，或許現今醫學真的很發達，可以醫治許多生理和心理的疾病，但是，會不會關於心痛的這個診斷，其實是世界上最難治癒的疼痛。

或許在旁人眼中，不要去自殺、要愛惜生命，這些看似我們可以很輕易說出口的勸導話語，其實對於病人來說，只是一個我們無法懂他的二次傷害。

那天我告訴醫師，這是我開過最難的醫囑，雖然有會診精神科、傷口換藥、症狀治療、給予一些止痛藥、抗生素，然後轉介給精神科介入，但我卻覺得，好像沒有一個合適的處置能永遠幫助到他。

後來醫師和我說：「我曾經也在當住院醫師時，遇到過自殺的病人，但那時病人是跳樓自殺，所以幾乎已經是到院前死亡的狀態。」而好像每一次我們遇到這類型的病人時，我們都會在那幾天特別愛惜自己身邊的親朋好友、特別愛惜生命，然後將那一切我們平常好像很在意的小事完全放下。

有時我覺得，我們在治療病人疾病的過程中，還要連同病人的內心世界一起下診斷，並給予處置、協助整全，整全那些他生命中流失掉的信心和希望。

後來我還是和男孩聊了一個小時後才知道，他自殺的原因是因為他的前女友和他的好朋友在一起了，所以他覺得這世界好像沒人懂他，他的媽媽不懂他，他姐姐沒有把他當成弟弟，他也從未看過他的爸爸，所以覺得人生好無望。

那一天我突然覺得，我們生命的喜怒哀樂，好像都是關於愛與不愛，然而，那天我選擇幫他做了一個禱告，禱告後我看見一個大男孩默默地流下了眼淚，那一刻我看到他從默默哭泣變成嚎啕大哭，好像一切的傷害，在那一個時刻得到了另一種不一樣的釋放。

那天我給他的處置是為他禱告，我告訴他：「別糾結那一種不屬於你安全感，要學會該點到為止時，適可而止。每一個生命中的感受，都有可能會傷害你，但是你的快樂，不應該源自於任何人或感覺。因為你可以選擇成為那一個，帶給大家快樂的人，因為這樣，你才會學習到什麼是真正的快樂；因為愛的源頭，其實不在身邊的人、更不是那些所謂的感覺。多看看身邊的家人和朋友，還有很多愛自己的人。」於是我在幫他禱告的過程中，感受到他積累的悲傷、痛苦、掙扎，或許，這是連家屬都不知道的故事，而那一天我才發現，原來小專科護理師的工作，偶爾還要涵蓋幫病人情感整全諮商。

有些家屬是病人最親密的遠房親戚，留著同樣的血液，到病房時總是熱血沸騰地問很多問題，但在他們浮誇的激動中，我其實完全感受不到，他們對病人那一絲一毫的關心和愛，當我走進每一個人的生命故事裡才發現，不是每一個傷口都是顯性的，也不是每一個傷口，都可以評估級別。

因為有些隱性傷口的評估方式，無法用肉眼所見，我無法知道他內心中的傷口，現在是傷到表層，還是已經深入筋膜層，甚至已經到發黑腐壞，而有一些傷口的評估方式，可能會在一些對話和聊天的過程中找到答案。

有時候，那些評估到的解答所呈現的張力，是我們無法想像的，有些事實很殘酷、有些結果很心痛，但如果病人經過我們的手中，我卻把這個還沒解開謎底的球，繼續丟了出去，便會錯失最佳治療的黃金時機。我把每個和我相遇的病人，做了歸納和總結，因為我總覺得在每一個和他們的相遇裡，都充滿極大的意義。

我覺得專科護理師的價值，最大的不同在於，我們同時受了護理師和醫師的訓練，集結出豐富且美麗的智慧，當我們願意給予，或許我們能從病人和家屬表淺的對話裡，找到不同凡響的蛛絲馬跡，我們也有可能就這樣不小心，救了一個靈魂或家庭，不只是病人，家屬也需要被關懷，從病人的姐姐身上，我看到了她所失去的安全感，所以在每一個對話的過程，其實都很有可能因為我們的一個行為或一句話，讓一個人獲得真正的愛與歸屬。

第一次在精神科實習是在五專，走入病房後，我就發現這裡的每個病人，彷彿活在另外一個我看不到的世界，就好像頭部外傷的病人般，所看到的世界並不太普通，當時感官的衝擊已經無法衡量我內心深處的表達，就像中風後失語症般的孤獨。

我第一次在實習中遇到的這個十六歲的陽光小男孩，長相乾淨清秀，對話起來的過程讓我感覺他非常聰明，就這樣，他成了我的病人。

我每天的作業就是和他一起打桌球，而且他桌球打得非常好，後來我給了他一本書，也分享了很多音樂給他聽，希望能透過另類療法，像是音樂治療、認知調節等介入措施，希望能夠協助他在這樣的疾病框架和綑綁中掙脫。

然後他開始每天喜歡運動，在我看來，他真的不像是精神病的病人，而我和老師討論時，老師總是告訴我，妳先不要看他的病歷，妳先去和他相處，用我教過妳的治療溝通技巧，除了面質以外。

然後我就繼續和他聊天，我還是發現不出他哪裡不同，當時我想，或許是思覺失調或躁鬱症、情感性疾患，因為這種類似的疾病都會有一個很特別的地方，就是在和對方對話的過程中，你會覺得他很正常，但卻又會在這些正常對話中的蛛絲馬跡，找到不正常。

在我有次和他會談時，他和我說他有一本計畫書，後來我請他去他的房間拿到會談室，當時老師也在旁邊聽著，不過我當時有看到老師突然陷入沉思的表情，然後這個男孩把計畫本拿了過來，他說：「我大約從十歲時就開始寫一些計畫。」而當他在敘述這些計畫時，就越講越生氣，然後就開始發瘋了，他開始瘋狂地謾罵、歇斯底里且面目猙獰。後來我才知道，這個跟我聊了兩個禮拜的病人，其實曾經因為這個疾病刺殺自己的家人，而他曾經也將這些計畫寫了下來。

當時我深深地被震撼，也深深地感覺到了遺憾，我看著一個正值青春的陽光男孩，可能因為這個疾病、讓他失去了一輩子的自由，因為他仍然有官司，即便他出院後，可能也沒辦法回家，而他發病後，可能又會被關起來、綁起來，進行電療或各種治療。

而他的人生，或許一輩子都會被鎮靜劑和藥物控制著，但他的家人還是願意來看他，當時他是殺人未遂，媽媽後來有被救活，但當他媽媽每次來探視他時，表情都非常的冰冷且淡漠，他們好像陌生人。但在陌生之外，又同時進行著淡漠的日常對話，那天會談時我觀察著他的媽媽，我把我自己的立場同理到了病人的媽媽身上，我突然覺得他的媽媽其實身上背負著好大、好大的痛苦和無助，她的表情總是淡漠，卻隱藏著憂傷和無助。

後來出現了不只一次的類似案例，從這些被迫失去自由的疾病中我才明白，有時生病的人和家屬有一種情感依附的雙向痛苦關係。我們常說病人很可憐，但其實病人的家人是否才是真正最孤單的那一個，而他的媽媽在被他傷害過後，也漸漸地在醫護人員的安撫下，了解這個疾病。

其實我們大家都知道，他真的不是故意的，因為他，一定也是千百個不願意，但他真的沒辦法控制自己，他的靈魂住在一個無法掙脫的牢籠，他的心思意念沒有辦法控制。因為多巴胺和一些激素分泌的緣故，和生理功能也有些許的關係，但我至今仍無法確實理解關乎這些疾病背後的病因。

或許我只有在學生時代和幫老師做研究收案時，有接觸過此類的病人，曾經有聽過老師教導，有些病症是壓力或創傷事件引起的，而我問了老師一句話：「他要住多久？」

老師說：「有些人，以為自己可以回去，但卻還是不停地反覆發作、反覆入院，有些時候，他們的一輩子都可能需要住在這裡。」

然而在那些實習的日子裡，我總覺得，當我從旁觀者的角度切入，看著貌似一切正常的靈魂和對話中，這些故事卻像讓我沉浸在一部真實的電影一樣的精彩且充滿張力。難怪很多人說，醫療的世界比劇場還戲劇化、比任何一部電影都值得拿下金馬獎，更是在每一次的旅途過程，多次衝擊著小專科護理師的神經。

那一年我還是學生，有機會到精神科見習，後來我才知道，有些憂鬱、焦慮、躁鬱、精神疾病和情緒，就像一個被綑綁和困住的靈魂，但他們因為疾病使然，以至於真的沒有辦法控制自己，但我們可以透過溝通技巧、學習，甚至了解藥物的作用和副作用，來間接幫助他們。

如果是專科護理師的角色，可以讓自己對於藥物和機轉有更多不同程度的了解，則未來在內外科病房，遇到病人因為疾病出現譫妄，甚至癌末病人導致的失眠、躁鬱、焦慮、躁動，或有此類過去病史時，也能善用溝通技巧和一些評估，幫助到每個病人。

有些疾病最有效的處置，不是劑量最高的藥物，而是找到那所謂愛與生命解答的源頭。

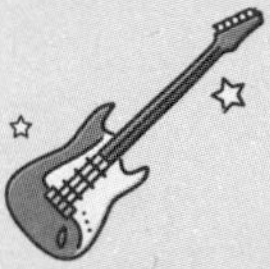

» 真朋友時刻顯出愛心，像兄弟為共患難而生。——箴言第十七章第十七節

» 喜樂的心乃是良藥，憂傷的靈使骨枯乾。——箴言第十七章第二十二節

» 你看見我的苦楚，知道我內心深處的痛苦。——詩篇第三十一章第七節

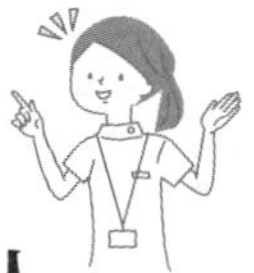

人生中的最後一趟旅行的終點

每一個科別都有許多得到惡性腫瘤的病人，而在癌症的分期中，醫師會評估腫瘤的大小、部位、是否轉移到淋巴或遠端器官。像是肺部最常見惡性腫瘤轉移的部位是腦部，甚至骨頭，當然也有其他器官。

而有些疾病的發現，不一定能在早期看出來，以肺癌為例，有些病人，如果早期沒有做低劑量的電腦斷層，只做了一般的胸部X光，可能不一定能發現幾公分內的腫瘤，等發現時可能為時已晚。所以醫院很常推行，將低劑量的電腦斷層檢查納入一般自費的健康檢查，而這些疾病通常有許多治療方式，根據期別和類型的不同，會有不同的治療方式，並會先歸納病人的分期。

以我待過的醫學中心為例，會把病人的全身電腦斷層和腹部超音波，甚至骨骼掃描全部一起做，由電腦斷層中顯示分期的結果，然後和醫療團隊及病人共同評估出一個最好的治療結論。這中間的牽扯關於自費與健保、藥物的使用，以及每天都有可能不斷更新、全球不斷地研發及尋找對病人最有利的新治療方式。

像近幾年崛起的免疫療法、質子治療，甚至在藥物的選用上，不只是台灣，別國的藥物，用法療效都不同，標靶藥物是普遍大宗的癌症治療方式，而這個疾病幾乎不分年齡、不分性別，無關生活習慣。

曾經在醫學期刊看過的那些影響因子，卻無法每一件都和眼前的病人吻合，通常得到癌症時，如果是第四期，幾乎都有著非常艱難的路要走，因為標靶藥物或化療藥物，甚至免疫療法帶來的副作用真的很大。

曾經看過有許多人會從一個光鮮亮麗的人生勝利組，一夕之間，變得面黃肌瘦且憔悴不堪，甚至臉部變形、毛髮掉光，沒辦法享受有品質的正常生活，有時連吃飯都是一種非常大的奢侈。

而當疾病的衝擊讓所有人喘不過氣時，病人仍然必須繼續面對，它帶來的所有身心靈上的煎熬與感受，但現在的治療和科技日新月異，所以還是有一些末期病人擁有非常有效的治療效果，以及維持非常好的生活品質。

那一年，我遇到的病人是一個年輕女性，入院時主訴是喘。但當我看到她時，覺得她真的很眼熟，而我突然想起了幾週前的故事。

我遇到她的第一次，不是在醫院，而是在一間餐酒館，那天朋友生日聚餐，我去洗手間時看到她蹲在地上咳嗽，扶起她時，她吐了一點血，我當時想立刻幫她叫輛救護車，但被斷然拒絕，她說：「這是老毛病。」

後來她像沒事一樣繼續整理著自己的妝容，我發現她長得很漂亮、妝容很濃烈，身材也很纖細、很瘦，只是她的頭髮看起來不像是真的。

於是看到她的頭髮，我想起來這位是那一晚在我面前吐血的漂亮女孩，我看了一下她的入院診斷，肺腺癌第四期，而她真的很年輕。後來入院的隔天，我再次看到她時，和那天我在餐酒館遇到的濃妝長髮女生判若兩人，看上去她頭髮是掉光的，並戴著一頂帽子，我才知道原來她那天戴的是一頂假髮。

她獨自一人在病室內，我進去時，她朝著我溫暖地笑了一下，我問了她：「有家屬陪妳嗎？」

她說：「我進來打化療時，通常是自己來，已經習慣了，因為我不希望任何人看到自己現在的樣子，所以我都選擇一個人來醫院。」

我問完她的基本資料，做完身體評估，下完醫囑待醫師批准後開立，而在開完藥物、打完入院病歷後，我獨在坐在電腦前，想著病房的畫面，同時看著她的基本資料。

她的職業是一個彩妝師，我回想了一下，難怪她的妝容畫得如此精緻且美麗，那晚回家後，我做了一件事情，我把我所有的保養彩妝品拿出來，往我的臉上塗抹，把許多平時很懶得使用的所有保養品拿出來用，不知道為什麼那一刻我覺得，人生能夠去染頭髮、買彩妝品、換各種不同的衣服、能夠抹保養品，是件奢侈且幸福的事情，因為我們永遠不知道，生命中的哪一刻，會發生什麼樣的變化。

如同突如其來的疫情，使得連和朋友吃飯都是一種奢侈；如同那位生病的女孩，那天我在詢問她入院病史時，和她聊了一下天，她其實很健談，但就是不願意讓任何認識的人陪她來做治療。她告訴我：「如果不化妝，會覺得自己長得像個怪物。」

當她剛開始打化療、頭髮掉光、臉部變形、指甲發黑時，那一段時間，最愛照鏡子的一個彩妝師，不敢照任何鏡子。後來她發現生病後，身邊玩在一起的許多朋友，漸漸地離她而去，以前總是在生活中圍繞著她打轉的姐妹淘，再也沒和她聯繫、慢慢地疏遠她。

有一次她在治療中打開手機的社交軟體，卻發現在她生病後主動和她分手的男朋友，和自己最好的朋友在一起了，而一打開這個社交軟體，上面全都是他們的甜蜜合照。

有次她在家裡的大樓搭電梯，有個不認識的鄰居在她面前說了一句：「怎麼現在的假髮都做得跟真的一樣。」然後看了她一眼，再走出電梯。

她說那一天，她在電梯裡情緒崩潰，而那天她和我說這些事情時並沒有哭，但我卻不小心在她面前哭了，然後她反過來笑著安慰我說：「不要難過。」

但我卻哭得更大聲，後來我做了一件事情，我在當天下班後，拿了一堆自己平常用的彩妝品給她，然後請她幫我化一個漂亮的妝，她二話不說開心地答應了。我看到她在幫我化妝的過程中，像個會發光的女孩，她不停地敍述著，像是我的臉比較圓，所以臉部下顎的陰影要打得深一點；我的眉毛有點短，所以需要在眉頭和眉尾的地方加長一點。

那一刻好像所有燈光都打在她的身上，那時的她充滿著專業和自信，我在她的身上看到了另一種的美麗，和對生命的渴望及抒發，因為我知道，做自己喜歡的事情或職業時，會讓自己陷入另一種生活的調劑。

我發現她的妝髮技術真的非常厲害，後來，我也請她對著鏡子幫她自己化一個美美的妝，然後她換上了自己最漂亮的衣服、化了一個極度精緻的妝容，我們到了醫院樓下的戶外，拍了很多張漂亮的照片，我讓她擺了好多不同的 POSE，幫她拍了好多類似網美的照片，而那一刻她不像是我的病人，更像是一個我剛認識的新朋友。

不久後，她還是被轉到了安寧病房，因為年紀的關係，所以，腫瘤的速度可能會轉移得比較快，而她的腫瘤細胞還是頑固地轉移到她的其他器官，然後我默默地在電腦前搜尋了她的社交軟體，上面放著上一次我幫她拍攝的照片，而她在安寧病房的每一天都會更新不同的照片，全都是在那一天我們拍攝的照片。

後來我每天都會忍不住偷偷地看她更新的照片，直到有一天，她的照片再也沒有更新了，她原本告訴我，她想將這個帳號永遠封存，但直到現在這個帳號依然存在，只是照片停留在她病況急速惡化之前，這個帳號沒有被封存，但是這個帳號卻再也沒有新增任何照片。

我以前很喜歡小美人魚的故事，因為她在有限的生命裡，追逐了最美的愛情，即便最後幻化成泡沫，她也沒有拿起姐姐給她的匕首刺殺王子。清晨，她選擇獨自承受記憶和真相。但對我來說，她追求了這世界上最美的愛情，就是成全。

有一次我照顧了一位年紀不算太大，卻罹患惡性腦瘤的女士，沒想到像電影般的故事情節就發生在我的眼前。當她生活漸漸地失去了原本該有的樣子，連回家，都找不到對的地方，一切就像是失了控。

因為她即將被迫永遠遺忘所有關於生活的記憶，但是照顧她的丈夫，卻每天不離不棄地陪伴著她，而對我來說，她的丈夫就像是小美人魚一樣，獨自承受所有關於在海邊拯救王子的記憶，即便孤單，仍然將這份愛深藏在心底深處。

有一次，當醫師和他討論要把妻子轉介到安寧病房，以及簽署放棄急救同意書時，她的丈夫哭了，因為安寧病房會幫助她過完接下來的餘生，後來我聽見她的丈夫說：「我曾經答應過剛罹病，但還有記憶的妻子，如果有一天，她找不到回家的路，還是會牽著她的手，即便難過，我仍然會陪伴她走完最後的這段路。」

記得她的妻子頭痛或暈起來時，會一直哭、會尖叫，然而，看著她入院時，從一頭飄逸的長髮瞬間被剃掉的畫面，好像就發生在昨天。有時走到病房外，會看到她的丈夫失落地坐在外面的椅子上，一坐就是一整天。

有一次他分享了好多他們過去的合照給我看，在新婚時，記得他的太太曾經說過：「要和他一起生好多的小朋友。」沒想到就在結婚後的不久，他的太太被診斷出腦瘤，而且是屬於分化比較惡性的腫瘤，所以病情進展很迅速，看著她從清醒、失憶、手腳漸漸不能動，到昏迷的過程，突然覺得我們的生命真的好珍貴，而直到最後一刻，她的丈夫都沒有放開她的手，而他最後還是用眼淚簽下了放棄急救的同意書。

因為他說；「我老婆非常愛漂亮，所以捨不得看到她經歷電擊的那些畫面。」

而有些癌末，在這些別無選擇的抉擇層面，最需要勇敢放手的，是那些留在世界上的家人，因為需要避免無效醫療對病人的二度傷害，所以他的選擇在那個時刻並沒有錯，但對我來說，這樣的選擇其實更需要勇氣。

《聖經》說：「愛情眾水不能熄滅，大水也不能淹沒」，對我來說那一天，我遇見了最深刻且最刻骨銘心的愛情。

安寧病房，陪伴很多病人走完生命中最後一段旅程，我曾經訪問過一些在安寧病房中工作的同事，她們曾經有協助過病人的家屬或病人，在病房內舉辦婚禮。

當時她的描述很特別，病人是一個年老的長輩，她夢想著自己的孫子可以結婚，於是當天整個醫療團隊聯絡了婚顧公司，請他們直接來做氣球拱門、處理婚紗和彩妝，並讓家屬直接在病房內進行婚禮，而那些婚禮賓客，就是整個醫療團隊。

還曾經有病人家屬得知病人過世後的下一秒，悲傷到瞬間失憶，甚至忘記自己為什麼會在醫院，這種極度悲傷的故事，有時候就連用聽的，我都無法承受一絲一毫。

所以我一直覺得，在安寧病房工作的護理師，其實很珍貴且偉大，在裡面會有很多故事，能看見不一樣的護理世界，像是一些精油療法、藝術治療等。曾經有學姐形容過，例如：腐爛的傷口可以用一些茶樹味道的精油，讓病人自己聞起來比較舒服；止痛藥的給藥方式也和病房不太一樣；甚至連裡面的洗澡機，都和我們平時在加護病房的洗澡方式不太一樣。

裡面還有不只生理上的照顧，還有心理層面、家屬哀傷輔導、團隊會議等，各種細節都處理的非常細緻，而那天，我在聽完這短短幾句話的故事後，內心其實非常的震撼。

在工作多年的過程中，我一直不斷地尋找關乎生命的答案，在陪伴病人走完生命最後一段的旅程中，我好像也順勢檢視了自己這些年的工作、生活、家庭，我們無法決定生命旅程的長度，卻可以在旅行的每一天，將每一刻的精彩，發揮得淋漓盡致。

所以不論過去是否曾經遺憾，不論對於未來的道路是否害怕或茫然，至少我們都在被迫面對生命考驗的每一刻，用自己的生命去祝福更多的人。而對我來說，生命中最美的旅程，或許不是獲得多少的掌聲、得到多少的讚美，而是如果有一天，我在走這段路的過程中，即便可能會經歷被唾棄、被拒絕、不被理解、被否定、名聲的毀壞，卻仍然能在困境中，擁有最堅強的生命素質和韌性，並能夠用上帝的視角獲得看見風浪的能力。

期待我依然能繼續勇敢地，堅持在這條奇妙旅程的道路上行走著，即便我可能會軟弱、害怕或恐懼，但期待自己依然能用那份堅定的信心，繼續往前走，因為唯有跌到谷底後的重生，才能結出最美好的果子。

每個人的生命，都有一份客製化的美好命定和計畫，
祝福所有看過此書的每一個你們，
最後我想將一切的榮耀歸給我的上帝。

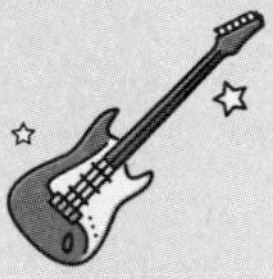

你以恩典為年歲的冠冕，你的路徑都滴下脂油。——詩篇第六十五章第十一節

帶你看見不一樣的世界
小專科護理師的奇妙旅程

書　　名　帶你看見不一樣的世界：小專科護理師的奇妙旅程
作　　者　梅禡
主　　編　莊旻嬑
校稿編輯　莊旻嬑、許雅容
美　　編　譽緻國際美學企業社、羅光宇
封面設計　潘大智

發 行 人　程顯灝
總 編 輯　盧美娜
發 行 部　侯莉莉
美術編輯　博威廣告
製作設計　國義傳播
財 務 部　許麗娟
印　　務　許丁財
法律顧問　樸泰國際法律事務所許家華律師

藝文空間　三友藝文複合空間
地　　址　106 台北市安和路 2 段 213 號 9 樓
電　　話　（02）2377-1163

出 版 者　四塊玉文創有限公司
總 代 理　三友圖書有限公司
地　　址　106 台北市安和路 2 段 213 號 9 樓
電　　話　（02）2377-4155
傳　　真　（02）2377-4355
E-mail　service @sanyau.com.tw
郵政劃撥　05844889 三友圖書有限公司

總 經 銷　大和書報圖書股份有限公司
地　　址　新北市新莊區五工五路 2 號
電　　話　（02）8990-2588
傳　　真　（02）2299-7900

初　版　2022 年 08 月
定　價　新臺幣 348 元
ISBN　978-626-7096-15-4（平裝）

國家圖書館出版品預行編目（CIP）資料

帶你看見不一樣的世界：小專科護理師的奇妙旅程 / 梅禡作. -- 初版. -- 臺北市：四塊玉文創有限公司, 2022.08
面；　公分
ISBN 978-626-7096-15-4(平裝)

1.CST: 專科護理師 2.CST: 通俗作品

419.8　　111010916

SANYAU
http://www.ju-zi.com.tw
三友圖書
友直 友諒 友多聞

三友官網　三友 Line@